INFLUENCE DE LA VACCINE

SUR LA POPULATION,

OU DE LA

GASTRO-ENTÉRITE VARIOLEUSE

AVANT ET DEPUIS LA VACCINE.

PRÉCÉDÉE

des Rapports de MM. Roche et Bricheteau, des observations de M. Ch. Dupin et des propositions de M. H. Carnot.

La marche naturelle de la variole a été renversée par la vaccine, l'exception est devenue règle et la règle exception. (Prop. 9e.)

Les maladies gastro-intestinales ont acquis, depuis la vaccine, une gravité insolite. (H. CARNOT.)

PAR M. A. BAYARD,
DOCTEUR EN MÉDECINE.

Prix : 2 francs.

PARIS,
LIBRAIRIE DE VICTOR MASSON,
Place de l'Ecole de Médecine.

1855.

WASSY, IMPRIMERIE DE MOUGIN-DALLEMAGNE.

PRÉFACE.

La variole est la pierre de touche de la force, de la vitalité, de l'avenir de l'homme. Vaccinnateurs vous avez supprimé cette épreuve suprême par où passaient autrefois la plupart de nos pères, et vous avez livré à la société des êtres déchus, stygmatisés, fatalement misérables, qui seront un malheur pour leurs parents, une charge pour l'Etat, un sujet de malédiction pour leurs enfants héritiers de leur déplorable nature. Les anciens sacrifiaient les enfants qui semblaient ne pas promettre une existence forte et harmonieuse. La variole apparut comme pour épargner aux peuples ces douloureux sacrifices, et vous l'avez désarmée, vous l'avez renversée de ce trépied formidable d'où elle promenait avec intelligence le glaive de sa justice! Vous intervenez, sans l'avoir profondément étudiée, dans cette question de vie que la Providence a posée au seuil de notre existence. Vous ignorez, ainsi que l'a dit Rousseau, que

« presque tout le premier âge est maladie et dan- » ger, voilà la règle de la nature ! Pourquoi la » contrariez-vous ? Ne voyez-vous pas qu'en pen- » sant la corriger vous détruisez son ouvrage. » Considérez actuellement les fruits de votre action pour avoir oublié et méconnu les mystérieuses lois de la Providence.

Depuis la vaccine, la mortalité a doublé dans les rangs de la jeunesse française ; nos hôpitaux militaires sont doublement peuplés. Le nombre des mariages a augmenté en proportion double des filles en âge d'être mariées par l'accroissement successif des seconds mariages. La fécondité des mariages a diminué. La santé publique et les constitutions se détériorent : les infirmités physiques et morales augmentent ; les générations actuelles s'abatardisent et dégénèrent. Le rapport des majeurs aux mineurs a cessé d'être ce qu'il était au XVIIIe siècle, les tables de mortalité de Duvillard et Deparcieux sont donc devenues défectueuses. La nation, par la perte journalière de ses forces vives, surchargée de vieillards et d'enfants, voit la misère publique s'accroître et marche rapidement à la décadence. Les faits sont accomplis, voyez et jugez !...

I.

ÉTAT DE LA QUESTION.

La vaccine a déplacé la variole.

» Dans tous les temps et dans tous les lieux, a dit » M. Hector Carnot, l'agent de la variole a toujours eu » deux modes d'action : l'un *externe*, l'autre *interne* »

Depuis la vaccine, au mode externe a succédé *le plus fréquemment* le mode interne.

Mais que la variole soit faciale ou intestinale, c'est-à-dire, avec ou sans son symptôme le plus apparent, sa manifestation, au lieu de se faire ordinairement dans l'enfance, a lieu dans l'âge adulte ; il y a donc, presque toujours, chez les vaccinés déplacement dans l'âge.

Si la vaccine prenant les enfants au berceau les conduisait à la vieillesse, ne laissant en route que les proportions ordinaires dues en tous temps à la mort, elle serait, comme on l'a nommée bien des fois, une découverte providentielle, malheureusement il n'en est pas ainsi ; on a semé dans la joie on récolte dans la douleur ! Espérance, illusions, chimères, déceptions, décadence : voici toute son histoire chronologique. « Quarante et un ans est le terme » fatal ou le nombre des vivants est le même dans les deux » siècles, c'est-à-dire, qu'avant ou après l'introduction de

» la vaccine, la probabilité pour le nouveau-né d'atteindre l'âge de 41 ans est absolument le même. C'est » donc de la naissance jusqu'à cet âge que la mortalité est » surtout variable. » (*Essai de mortalité*, pag. 10, CARNOT.)

La variole, on le voit, avant comme après la découverte Jennerienne, exige toujours le même nombre de victimes; mais semblable au monstre de la fable, elle les choisit aujourd'hui dans notre jeunesse vive, elle dévore les forces naturelles de la nation et désole les familles en leur enlevant ses plus chères espérances. « Chaque jour, » écrit M. le professeur Cayol, voit disparaître dans toutes » les classes de la société, des personnes *jeunes ou dans* » *la force de l'âge* qui vivaient dans les meilleures condi- » tions hygiéniques. Ce cri déplorable retentit partout » comme un glas funèbre qui sème l'épouvante dans les » populations, dans celles des campagnes surtout. » (*Revue médicale* 1853.)

Vaccinophiles vous avez déplacé la mort, vous avez ravi à la providence la foudre dont elle frappait l'enfance, et votre main impuissante à la contenir longtemps, la laisse retomber sur la tête de l'adolescence et de la jeunesse.

Dès 1847, deux propositions démontrées mathématiquement restent acquises à la science :

1° Depuis la vaccine, la mortalité a plus que doublé dans les rangs de la jeunesse ;

2° Le doublement de la mortalité de la jeunesse reconnait pour causes immédiates principales les seules affections gastro-intestinales. (CARNOT.)

Plus loin, je rappelerai des démonstrations données par le savant statisticien avec toute la rigueur de calculs inexorables dans des pages puissantes comme la science, positives et rationnelles comme la vérité, je veux seulement montrer ici que la tradition, que l'expérience journalière et l'opinion publique sont d'accord avec la statistique.

Ainsi, la variole des vaccinés est plus souvent interne qu'externe, mais dans l'un ou l'autre de ses modes elle a été déplacée dans l'âge.

II.

MODE EXTERNE VARIOLEUX.

Nous sommes loin, il faut le reconnaître de ce temps de fol enthousiasme qui salua la découverte vaccinale par une acclamation universelle d'admiration et de reconnaisance. Interrogeons la presse du temps :

» La Chambre, disait alors William Pitt au Parlement
» Anglais, ne doit pas craindre que la reconnaissance
» excède un jour le bienfait. Il n'en fut jamais de plus
» grand. Qu'elle vote donc tout ce qu'il lui plaira à l'au-
» teur de la découverte de la vaccine. »

Jenner reçut 775,000 fr., tant du Parlement que du roi d'Angleterre.

Le bienfait, loué en prose, chanté en vers, payé généreusement en or, devait *extirper entièrement* le germe varioleux, « *doubler rapidement* la population, d'après M. Mathieu, de l'Institut, en *délivrant* l'humanité du fléau destructeur. » (*Annuaire de* 1836 *et suivants*, p. 176.)

Longtemps le doute fut qualifié blasphème. Le délire admirateur avait étouffé l'esprit d'observation, et c'est à peine si quelques savants osèrent dire qu'ils attendaient leur conviction de l'avenir, et qu'ils n'acceptaient pour juge qu'une expérience sérieuse et prolongée. Aujourd'hui ses prétentions sont plus modestes, mais son avidité pour l'argent est la même ; il a un budget annuel de 500,000 francs ; et, chose inouïe, personne n'a osé élever la voix pour déclarer qu'une découverte est jugée, lorsqu'elle ne peut se soutenir, après 56 ans de date, que par les fonds des contribuables ; ses admirateurs sont donc plus réservés, il n'est permis qu'à l'académie, (1) dans des rapports sans publicité, adressés au Ministre seul, de dire que « tous les vaccinés triomphent des coups de la variole. » (*Rap. sur les vaccinations*, 1849.)

La vérité, malgré nos passions et nos intérêts, se fait jour. La variole aujourd'hui, comme dès l'origine de la vaccine, atteint les vaccinés, les victimes sont là pour l'attester, de nombreux observateurs pour voir et M. Serres pour le dire au milieu de l'Institut. Le même rapporteur qui, en 1849, a dit que la vaccine préserve *à jamais*, que sa vertu est *inviolable*, en 1850, reconnait qu'elle a des *faiblesses* et des *défaillances*, et, en 1851, que « les pétéchies dans la variole annoncent *un danger certain de mort*, que la vaccine est impuissante à conjurer. » (*Rapport de* 1851.)

---

(1) L'académie de médecine instituée par ordonnance de Louis XVIII, en mars 1820, pour *perfectionner* l'art de guérir, reçut dans ses attributions la mission spéciale de propager la vaccine ; de là, dans son sein une commission permanente de vaccine ; mais le rapporteur de cette commission, contrairement au réglement et aux convenances, étant constamment le même, nous n'avons, on peut le dire, malgré l'approbation de l'Académie, que l'opinion d'un seul. En Angleterre il existe également une commission permanente dite *établissement national de la vaccine*. A Londres comme à Paris, il se fait donc un rapport annuel sur les progrès du *Fluid-Lymph* (nom que les membres de l'établissement vaccinal donnent au virus vaccin), mais nullement sur son influence sur les populations ; en un mot, en deçà et au-delà du détroit, beaucoup plus de zèle que de saine appréciation, souverain dédain de l'opinion publique et des objections ; en revanche, contradictions nombreuses : nous en citerons quelques-unes.

La conclusion naturelle, logique, physiologique était que le virus vaccin, sans détruire le germe varioleux, ne fait généralement qu'en retarder l'explosion. Cette explication était trop simple pour être admise. On fit comme cet homme qui, ne voulant pas voir ce qui est à ses pieds, s'arme d'une longue-vue pour découvrir dans le lointain, à travers la brume, ce qui n'y est pas. Alors viennent les erreurs et les contradictions d'hommes dont la vue et le point de mire sont différents.

On a mal vacciné, disent les vaccinophiles, on s'est servi d'un vaccin trop vieux; en outre, disent-ils encore, les cicatrices, souvent, n'ont pas une valeur réelle; enfin, si les vaccinés sont atteints, ils ne le sont que d'une variole légère.

Les adversaires répondent : la vaccine a été surveillée avec soin, en fait de cicatrices, tout dépend de la nature de la peau et du tempérament, et la variole qui tue le malade est une variole maligne.

Les mères, ajoutent les vaccinateurs Anglais, dans le but d'empêcher de prendre du vaccin, ne doivent pas pas percer les boutons de leurs enfants; il faut ensuite les compter, 6 valent mieux que 5, que 4 et à plus forte raison que 3, que 2. (*Voir* les rapports Anglais.)

Un seul, réplique l'Académie de médecine française, vaut autant que 6; il convient dans ce cas de rassurer les parents sur la validité de la vaccination. (*Instruction sur la vaccine.*)

Bientôt arrive la question des revaccinations. L'Académie les repousse longtemps, elle les regarde comme capables de jeter de la défaveur sur la pratique vaccinale, consultée par le Ministre de l'instruction publique, elle répond le 14 juillet 1840 : « Les revaccinations ont si peu de succès, qu'elles ne sauraient devenir une règle pour l'administration. » En 1845, l'Institut, par l'organe de M. Serres, en proclame la nécessité; l'Académie de médecine se déjuge et les adopte. Ici commencent les difficultés d'applications : les uns ne veulent revacciner qu'en temps d'épidémie varioleuse, d'autres à l'époque de la puberté, d'autres tous les sept ans, tous les trois ans, M. Trousseau dit tous les ans. Les rapports de l'établissement national de Londres, au contraire, ne veulent nullement en entendre parler.

Autre explication : l'ancien vaccin, a-t-on dit, s'est affaibli par 38 ans de transmissions successives; il faut le renouveler, le régénérer, revenir à sa source, « le nouveau le remplacera *avantageusement.* » (Encyclopédie méthodique, 1833.) L'Académie répond : « *rien n'est changé* dans la vaccine, elle est aujourd'hui ce qu'elle était en 1798. » Néanmoins l'idée de régénérer un virus, était trop belle pour ne pas avoir des adeptes, elle en eut donc de nombreux. On se mit dès ce moment, à la recherche du cow-pox aussi rare en France qu'en Angleterre (1), et lorsqu'on crut l'avoir trouvé, la confiance fut grande. « Nous ne nierons pas que le vaccin ait perdu » dans la circulation quelque chose de son âpreté et de » son énergie primitive; ne laissons échapper aucune » occasion de renouveler le vaccin, dit M. Bousquet, ou- » bliant ce qu'il avait dit ailleurs; la prudence *le conseille*, » la tendresse des mères l'*exige.* » (*Rap.* 1853, p. 17.)

A côté de ces paroles, plaçons les suivantes prononcées à quelques jours de distance par la commission anglaise : » L'opinion prévaut encore que le vaccin va s'affaiblis- » sant et devient à la fin sans effet après plusieurs transi- » tions par de nombreux sujets. Cette idée, le Conseil la » repousse avec une confiance entière (This idea they

(1) On lira avec intérêt ce que dit M. Duché dans sa *proposition d'enquête au sujet de la vaccine*, sur la difficulté à se procurer le cow-pox ou vaccine primitive.

» most confidently repudiate), et ne voit aucune raison » de *recourir à la vache pour lui demander un vaccin re-» nouvelé.* » (Report from the national vaccine establishement. 1853.)

Quand on est dans la mauvaise voie, on fait longtemps fausse route; qu'on me permette encore quelques citations de ces rapports annuels en France sur la vaccine.

» Sous certaines influences, la petite vérole se déve-» loppe *spontanément.* » (*Rap.* 1845, p. 38, DESPORTES, *rapporteur.*) — « La petite vérole nait *toujours* de la con-» tagion. » (*Rap.*, p. 12, 1846, BOUSQUET, *rapporteur.*)

» La petite vérole est *aussi commune* dans la jeunesse » que dans l'enfance. » (*Rap.* 1851, BOUSQUET, *rapporteur.*)

— » La petite vérole n'atteint pas tous les âges *également*, » elle se plaît *particulièrement* parmi les enfants, vérité » vulgaire. » (*Rap.* 1853, p. 14, BOUSQUET, *rapporteur.*)

» Il est des médecins qui cédant à une sorte de dépit » contre une pratique dont ils avaient trop présumé, *ont » osé* proposer de revenir à l'inoculation; et il s'en est » trouvé d'*assez téméraires* pour suivre *ce dangereux* con-» seil. » (*Rap.* 1846, p. 13, BOUSQUET, *rapporteur.*)

— » L'inoculation est une pratique *douce*, *bénigne* et » appréciée comme elle mérite de l'être. » (*Rap.* 1847, p. 15, BOUSQUET, *rapporteur.*)

» Le vacciné se trouve *à peu près aussi bien préservé*, » que celui qui a eu la petite vérole naturelle. » (*Rap.* 1853, p. 4. BOUSQUET, *rapporteur.*) — « Il faut avouer » que la vaccine ne présente pas les *mêmes garanties* que » la petite vérole naturelle. » (*id. id.* p. 13.)

Si du chapitre des contradictions nous passons à celui des erreurs, nous le trouverons un peu long; en voici quelques-unes.

— » La vaccine est l'*équivalent* de la petite vérole. — » La vaccine préserve *mieux* que l'inoculation. — En

» inoculant du virus varioleux et du vaccin, le résultat » est souvent *le même.* — La variole a ses diminutifs. — » L'éruption est ce qu'il y a *de dangereux* dans la variole. » — Un père ne doit pas faire d'enfants *plus qu'il n'en* » *peut nourrir.* » etc., etc.

Toutes ces propositions en forme d'aphorisme ne se trouvent ni dans Stoll, Boerhâave, Bégin, ni dans les livres des accoucheurs, mais dans les derniers rapports portant les mêmes noms et revêtus malheureusement de la haute sanction de l'Académie qui *en approuve les conc'usions*, le tout orné, émaillé d'expressions pleines d'images, d'assertions tranchantes, de comparaisons fausses, de grands mots vides de sens; style nullement médical, sentant le marivaudage, nous rappelant l'enfance de l'art, les arcanes du grand Albert et les médecins de Molière. En voici deux exemples pris au hasard dans le dernier rapport : « La vaccine a ses *faiblesses;* la vaccine » et la variole sont deux *superbes rivales* qui, cependant, » marchent ensemble dans *les meilleurs rapports de voi-* » *sinage.* » — « Le vaccin s'*insinue*, s'*infuse* dans les » *chairs.* il n'y reste pas *oisif*, il *couve en silence*, *prend* » *possession de la place*, et le huitième jour *il brille de* » *tout son éclat.* Alors s'accomplit *le miracle* de la préser- » vation, cette *grande*, cette *profonde révolution*, la na- » ture la subit *tranquillement*, *patiemment*, sans laisser » paraître presqu'aucune *émotion* (1). »

---

(1) Ce dernier rapport provoqua le jugement suivant de la part du rédacteur en chef de la *Gazette des Hôpitaux*.

» O M. Bousquet, comme vous allez prêter le flanc à vos rudes » joûteurs ! Comme MM. Carnot, Ancelon, Bayard, Duché et autres » vont avoir beau jeu avec votre nouveau rapport sur la vaccine. » Lu, d'une voix fatiguée et monotone, écrit d'une plume lasse et » mal taillée, ce malheureux rapport a été écouté avec une indiffé- » rence générale et un ennui profond. On aurait dit un mauvais » plaidoyer pour une mauvaise cause. » (30 *juin* 1853.)

Ce fut au milieu de ces contradictions que se fit entendre à Londres une voix imposante. L'illustre docteur G. Grégory, honorablement connu par divers travaux, médecin de l'hopital destiné spécialement aux varioleux, fit connaître la longue statistique de ses malades. Son mémoire intitulé : *la vaccine mise à l'épreuve par un demi-siècle d'expérience*, produisit une profonde sensation à Londres. Lu, devant la société médicale et chirurgicale de cette capitale, il fut publié le 26 juin de la même année, par le *Médical Times*.

« L'inoculation, dit-il, fut bannie en Angleterre et en » Irlande par un acte du Parlement en 1840. Cet acte fut » rigoureusement obéi de toutes les parties du pays Néan- » moins la petite vérole est *aussi* répandue maintenant, » malgré la plus grande surveillance, qu'elle l'était avant » l'acte de 1840. La clause prohibitoire de cet acte n'a » pas *au plus petit degré*, diminué la quantité de petites » véroles.. .. L'idée de l'extirper par la vaccine est *ab-* » *surde et chimérique*, et de la part de Jenner, elle fut » aussi *irréfléchie que présomptueuse*..... La petite vérole » atteint *les personnes vaccinées*. Pendant onze ans, » 4,091 personnes atteintes de petite vérole furent ad- » mises dans l'hôpital : 2,167 d'entre elles *avaient été* » *vaccinées*..... Dans les deux années 1850 et 1851, sur » 794 personnes *adultes*, presque toutes vaccinées, 115 » moururent..... La plus grande proportion des vaccinés, » a beaucoup près, était *adulte*. Quelques-uns étaient » entre les âges de 9 et 15 ans ; mais, au-dessous de l'âge » de 9 ans, presqu'aucune personne vaccinée ayant la pe- » tite vérole n'avait été admise. Cela ne pouvait être acci- » dentel, car de nombreux cas d'enfants non vaccinés au- » dessous de 9 ans, furent admis. Je suis donc porté à la » conclusion que la susceptibilité du miasme varioleux » parmi les personnes vaccinées augmente à mesure que » la vie avance, *le contraire* de ce qui arrive dans la por-

» tion non-vaccinée du genre humain, où la susceptibilité » est *plus grande* dans l'enfance. » (*Médical Times*, 27 *juin* 1852, *et Gaz. des Hôpitaux*, 28 *et* 30 *octobre*, 1852.)

M. Herpin et plusieurs autres avaient signalé ce déplacement de la variole dans l'âge des vaccinés, ce qui fit dire à M. Serres : « tandis que chez les non-vaccinés, la » mort frappe sur le premier âge jusqu'à dix ans et se ra» lentit ensuite ; chez les vaccinés, c'est au contraire à » partir de cet âge jusqu'à 28 et 30 ans que la mortalité » est plus considérable. » (*De la vaccine et de la revaccination*, p. 13.)

Pour reconnaître ce déplacement si bien précisé par M. Serres, le conseil de vaccine de Londres n'avait qu'à ouvrir les yeux. Tous les ans, en effet, il se fait un titre à la reconnaissance publique de son *Fluid-Lymph*, adressé si libéralement aux vaisseaux, aux garnisons, aux prisons, partout où se trouve une population *adulte* et évidemment *vaccinée;* il n'avait qu'à se rappeler que son compatriote Pringle, savant observateur, écrivait en 1752 : « La petite vérole est *rare* dans les camps et les armées. » Aujourd'hui, au contraire, elle y est fréquente ; l'année dernière, d'après M. Ancelon, cette maladie, en compagnie de sa sœur, la dyssenterie thyphoïde, frappait sur la belle garnison de Lunéville, toutes les deux, aujourd'hui, dans deux camps opposés, déciment les armées « malgré la propagation de la vaccine. » (BEYRAN. *Gaz. des Hôpitaux*, 1er *juin* 1854.)

Ainsi, en dehors de toute statistique, d'après le témoignage seul d'hommes sérieux, il demeure établi que la petite vérole externe atteint *les vaccinés* et qu'elle les atteint dans l'*âge adulte* (1).

---

(1) M. Ancelon bien pénétré de ce déplacement de la variole dans l'âge chez les vaccinés, dans une lettre au Ministre de l'instruction

Attaquer la vaccine, c'était attaquer la commission Anglaise vaccinale; d'ailleurs le savant G. Gregory, homme de cœur et de conviction, l'avait dénoncée à l'opinion publique : « Ce sont, avait-il dit, les hautes auto- » rités médicales auxquelles le Parlement assigne la sur- » veillance de la vaccine qui cherchent à expliquer ou à » pallier ses imperfections notoires. » (*Médical Times.*)

Cette accusation ne pouvait rester sans réponse; la voici, telle qu'elle fut faite quelques mois après l'apparition du mémoire. Il suffit pour en faire justice, de la livrer aux hommes sérieux : Les membres de l'établissement na- » tional de la vaccine, n'ont aucune raison pour se rétrac- » ter de leur forte opinion si fréquemment exprimée, » concernant *leur entière confiance* dans la puissance pro- » tectrice de la vaccine. Une investigation sincère et » exempte de prévention, dissiperait facilement les doutes » et les craintes, qui par *des sophismes*, se sont emparés » trop promptement de l'esprit public. »

A peu près à la même époque, dans l'Académie de médecine de Paris, on nommait *apostasies*, *hérésies*, *paradoxes*, *fantômes*, ce que *les autorités anglaises médicales*, (pour parler comme G. Gregory), nommaient *sophismes*. Dans tous les pays, les commissions de vaccine se ressemblent.

Il faut avoir des prédispositions et un amour exceptionnels du virus Jennerien, pour chevaucher vers le même but à travers ce taillis de déceptions, de contradictions, de barrières, de clair obscur et le tohu-bohu de toutes ces

---

publique, démontre statistiquement que l'enfant de 5 ans vacciné a plus de chance d'avoir la petite vérole que l'enfant du même âge qui ne l'a pas été. Ses conclusions sont que le certificat de vaccine exigé pour la fréquentation des écoles publiques est illusoire et que, sous ce rapport, il y a convenance et avantage à laisser aux parents une liberté entière.

assertions qui se heurtent, se brisent, se relèvent et retombent tour à tour.

Nous avons vu les effets du cow-pox, sur le mode externe de la petite vérole, voyons maintenant son action sur le mode interne.

III.

MODE INTERNE VARIOLEUX.

§ 1er.

Je commence par dire que la dothienenterie (pustules de l'intestin) pour moi, *entérite varioleuse*, n'est pas une maladie nouvelle ; on la rencontre dans tous les temps, dans tous les pays où se montre sa sœur *jumelle* la petite vérole. Suivant les époques, les hommes et leurs doctrines éphémères, elle s'est appelée *fièvre ardente*, *maligne*, *putride*, *bilieuse-putride*, *ataxique*, *adynamique* et *typhoïde* de nos jours. Buchan et son traducteur Duplanil, aujourd'hui MM. Dubois et Valleix, rejetant toutes ces diverses dénominations, ne voient que deux espèces de fièvres continues, la *bénigne* et la *maligne*. Adoptant cette dernière division, je dis : depuis la vaccine, les fièvres continues bénignes sont devenues fréquemment continues malignes, un élément morbide refoulé, mais non détruit par le vaccin, porté de la peau sur la paroi intestinale, est venu dans l'âge critique des maladies des voies digestives, se combiner avec elles et leur donner une gravité insolite. Ces maladies, ne sont ni nouvelles, ni *plus nombreuses*, *mais plus meurtrières*.

» La vaccine, dit M. Carnot, n'a fait surgir aucune

maladie nouvelle. « Exerçant une préservation *tempo-*
» *raire*, elle a reculé le germe inconnu de ce contage;
» elle a rejeté sur la période féconde de la vie les charges
» de la période impubère! La période stérile n'a jusqu'ici
» point souffert. Les convulsions du premier âge ont di-
» minué, elles ont été remplacées par les spasmes ef-
» frayants de la fièvre typhoïde, quand est venue la fleur
» de la vie. »

« Tous les préservatifs des maladies de l'enfance, écrit un membre de l'Institut, M. Villermé, en supprimant une cause de maladie, donnent *plus d'activité* aux autres. La vaccine n'a fait que *déplacer* la mort. »

Les travaux de nos devanciers me serviront de terme de comparaison entre les temps passés et les temps actuels; sans donner une nouvelle force aux calculs du savant statisticien, ils viendront, pour l'honneur de la médecine, montrer aux personnes étrangères aux sciences mathématiques, que la médecine aussi a des explications pour ce grave phénomène, qui depuis un demi-siècle, s'accomplit sous les yeux d'une foule indifférente. Jetons un coup-d'œil en arrière, consultons les auteurs du XVIIIe siècle.

En 1755, une épidémie dite *bilieuse-putride* éclate à Lausanne; le célèbre Tissot en est l'historien. Les trois quarts au moins de la population payèrent tribut à la maladie qu'on peut, suivant lui, « diviser en trois degrés
» déterminés par la violence plus ou moins considérable
» de l'affection évidemment de même nature. Dans le
» premier degré, elle n'offrait *point de danger;* dans
» le deuxième, elle ne fut pas totalement exempte de péril,
» cependant je ne l'ai *jamais vue devenir funeste*; dans
» le troisième degré, les maladies furent toujours dange-
» reuses, souvent mortelles, *mais heureusement peu nom-*
» *breuses*. »

D'après le traducteur de Tissot, cette fièvre bilieuse-putride est la même qui est décrite par Boërhâave, Stoll, Pringle, sous les noms de fièvre ardente, putride, maligne, etc. Nous disons aujourd'hui fièvre typhoïde. La conclusion que je tire est bien simple : voici une maladie d'une nature bilieuse-putride presque universelle, sur une population qui, néanmoins fait peu de victime. De nos jours en est-il de même? La moindre de nos constitutions typhoïdes ne fait-elle pas infiniment plus de ravages?

En 1752, Pringle publie ses observations sur les maladies des armées. « Elles sont de deux classes, dit-il : la » première renferme celles qui sont communes avec la » Grande-Bretagne, qui se rencontrent tous les jours amplement traitées par plusieurs savants auteurs, j'en parlerai à la hâte sans m'y arrêter. A l'égard de l'autre » classe qui renferme les fièvres bilieuses et malignes, et la » dyssenterie, comme ces maladies *sont moins fréquentes* » *en Angleterre*, j'ai jugé à propos de les traiter plus au » long, et de manière à me rendre utile en instruisant » ceux qui *ne les auraient pas connues auparavant.* »

Les affections typhoïdes qui, année moyenne, comptent dans les décès en Angleterre, pour 115 milles, quelques autres données statistiques que je fournirai plus loin, montretreront, s'il le fallait, que la seconde classe des maladies de Pringle est fort connue, en 1854, des médecins de ce pays.

Passons à des temps plus rapprochés de nous. La vaccine a débuté à Paris en 1799, dans les classes riches, nombreuses en cette ville. On a fait alors vacciner tout ce qui n'avait pas été atteint jusqu'alors par la variole. C'est pour cela que dès 1814, on comptait dans la Capitale nombre de gens de 18 à 20, vaccinés.

L'année 1811 est précisément à Paris l'époque de transition. Tous les âges, jusqu'à la puberté ont leur préservatif, variole ou vaccine; c'est alors le maximum et la réaction n'a pas encore commencé d'une manière bien sensible.

Les décès par variole externe et par les convulsions varioleuses de l'enfance étant considérablement diminués, cette année est remarquable par la diminution de la mortalité générale. Mais, à partir de cette époque, nous sommes saisis d'une émotion profonde. D'une part, invasion de la variole sur une portion des vaccinés, rupture du charme inoculé par Jenner; de l'autre, augmentation de la mortalité dans l'adolescence par des affections gastro-intestinales d'une gravité insolite. Ainsi, après une période de 12 à 14 ans, l'ivresse Jennerienne se couvre d'un voile funèbre, le germe varioleux n'est pas détruit, souvent, il n'a fait que changer de forme, la mortalité se déplace, des fièvres mortelles jugent en dernier ressort les prétentions du Comité de vaccine de 1802, une modification profonde s'introduit dans notre organisme. Elle ne passe point inaperçue pour les esprits d'élite. « On remarque, écrit Roussille-Chamseru, la diminution graduelle de fréquence de la variole, à dater de 1800 à 1811. » Mais en revanche, nous allons voir apparaître les affections intestinales : « A Paris et aux environs, d'après le même, » dès 1806, quelques inflammations de l'estomac, *plus* » *communes d'année en année*, annonçaient *la modifica-* » *tion profonde* que la constitution médicale allait subir. » (*Géographie médicale*, Le Pileur.)

Au même moment, l'académie de Dijon, frappée de la fréquence et de la gravité des fièvres bilieuses, mettait au concours la question pour déterminer qu'elles étaient les causes qui avaient donné lieu « à ces *révolutions*, dans nos climats et dans nos tempéraments. »

A mesure que les années s'écoulent, cette constitution devient une affection dominante; elle change souvent de nom, aujourd'hui, sous celui de fièvre typhoïde, elle comprend à elle seule les trois quarts de nos épidémies.

Voici des documents officiels de la plus haute importance :

» Dans les six années de 1841 à 1846, l'Académie a reçu » 202 rapports d'épidémie, dont 122 d'épidémies typhoïdes ; en 1847, elle a reçu 31 rapports, dont 21 d'épidémies typhoïdes, en 1848 elle a reçu 13 rapports, » dont 10 d'épidémie typhoïdes (1). » (*Rapport sur les épidémies*, GAUTHIER de CLAUBRY.)

Les progrès de la vaccine servent de thermomètre à ces fièvres. Les chiffres suivants, dispersés dans l'ouvrage d'un vaccinateur Génevois, deviennent lumineux par leur rapprochement.

Sur 12,000 décès généraux, 1837 à 1845, on compte :

A Genève, 420 par fièvre typhoïde, 38 par variole.

A Turin, 103 id. 494 id.

A Genève, on vaccine 7 enfants sur 10, à Turin 3. Concluez !

---

(1) M. Salles-Girons, rédacteur en che fde la *Revue médicale*, le 30 avril 1854, dans un article très-spirituel qui a pour titre : *La Philosophie médicale à l'Académie de médecine*; après avoir rappelé l'origine toute royale de cette société savante, ajoute : « L'A- » cadémie fut crée et mise au monde pour l'étude protectrice de la » vaccine, pour recevoir les rapports d'épidémies de variole qui » lui arrivaient de toutes les parties de la France, et en faire ce » que de droit et de devoir, quand on s'appelle Académie de mé- » decine ou de médecins. Or, comme aujourd'hui, sur quatre rap- » ports d'épidémies, trois sont de fièvre typhoïde, et que ce rap- » port des trois quarts, à moins d'être bien blasé sur les mots et » les morts mérite d'être signalé à une institution, dont l'idée » originaire est venue de la nécessité de savoir à qui parler, en fait » d'épidémies, si un médecin philosophe était admis à l'Académie, » il s'occuperait de ses oublis, de ses inadvertances scientifiques, » de ses inconséquences logiques, moins de ce qu'elle fait que de ce » qu'elle ne fait pas. Que si l'Académie refusait de le suivre ; il faut » tout prévoir ! Il lui ferait craindre qu'un jour prochain, quelqu'or- » gane avancé de la Presse médicale, ne demande d'urgence à côté » de l'institution royale qui eut pour mission de veiller à l'épidé- » mie varioleuse, une institution impériale qui ait celle de veiller à » l'épidémie typhoïque qui semble l'avoir *supplanté de nos jours* »

En Anglet., 648 fièvres typh. pour 12,000 morts.
A Paris, 377 fièvres typh. pour 12,000 morts.

En 1847, devant l'Institut, un de ses savants membres, M. Serres, s'exprime ainsi : « L'humanité est intéressée à ce qu'on apprécie bien la nature d'une maladie qui devient *de plus en plus fréquente* en France. »

Nous sommes bien éloignés par la constitution médicale actuelle des temps de Pringle, Tissot et Stoll, et même des premières années de notre siècle.

On fit beaucoup de bruit en 1810 de l'épidémie de Pantin, qui consistait en fièvres intermittentes, rémittentes continues-putrides et malignes ; voici les chiffres officiels :

Fièvres tierces......................	140
Quotidiennes doubles tierces....	77
Quartes	12
Irrégulières	5
Malignes..........................	2
Continues rémittentes putrides.	23
Continues putrides................	2
	281

Total des morts, 10 ! encore 3 de ces morts devaient être rapportés à des causes étrangères à l'épidémie. Voilà ce qui effrayait Paris à cette époque. J'emprunte ces documents au journal de Sédillot qui, à partir de 1805, donne les constitutions médicales de Paris parfaitement rédigées par Double. Or, dans ce travail intéressant à plus d'un titre, il est impossible de ne pas remarquer le petit nombre relatif des fièvres continues avec celui des autres maladies. Il y a bien quelques épidémies de fièvres ataxiques, adynamiques, mais ce sont des faits rares. Au contraire, en temps de paix, avec un régime meilleur, une hygiène mieux entendue, un personnel de médecins éclairés, dans l'hopital militaire de Lyon, un soldat sur trois, d'après M. de Castelnau, est frappé de fièvre typhoïde. Cela passe inaperçu et ne s'appelle pas une épidémie; c'est l'état ordinaire, c'est la règle!

Au dernier siècle, les épidémies de fièvres putrides, malignes, rares et rarement observées, ne se rencontrent que de loin en loin dans les grands centres de population et dans les agglomérations d'hommes. Immédiatement après l'introduction de la vaccine, ces épidémies sont encore peu fréquentes, néanmoins un changement de constitution ne tarde pas à se manifester, et à mesure que les vaccinés atteignent l'âge adulte, les maladies des voies digestives s'aggravent, une constitution médicale nouvelle et générale vient dominer toutes les autres, en présence des immenses progrès de l'hygiène publique et privée, en présence des immenses progrès de l'agriculture et de l'aisance qu'elle procure aux populations rurales.

Je résume ces témoignages par des documents statistiques qui jugent en dernier ressort cette question.

Le savant Sussmilch, compte sur 100 décès généraux à Berlin, 7 morts en 1746, 1750 et 1757 de ces diverses fièvres qu'il comprend sous la dénomination générale des fièvres ardentes (*Archives statistiques*, t. II, pag. 44, 1804). Graffenauër, dans une statistique officielle des cinq années 1807 à 1811, à Strasbourg, donne pour rapport des fièvres typhoïdes aux décès 6,6 p. 0/0, moins que Sussmilch par conséquent. Pinel, années 1801 et 1802, donne à peu près les mêmes chiffres, à Paris, pour les fièvres dites par lui ataxiques et adynamiques. (*Médecine clinique*, pag. 478.) Tandis que M. Trébuchet donne 21,4 p. 0/0 pour la période décennale 1839-1848.

Formulant brièvement l'accusation contre la vaccine, je dis qu'elle a enlevé fréquemment à la variole sa forme la plus ordinaire en la privant de son exanthème cutané. Mais, privée ou non de son symptôme le plus apparent, la gastro-entérite varioleuse des vaccinés est le plus souvent déplacée dans l'âge.

« Si la vaccine ne faisait mettre qu'une maladie à la » place d'une autre ; si elle reportait sur la jeunesse la » dette de l'enfance, il faudrait la repousser comme le » plus funeste présent qui ait jamais été fait aux hom- » mes. »

Voilà ce qu'a approuvé l'Académie de médecine dans son rapport de 1850 ; je ne suis donc séparé d'elle que par la différence du présent au conditionnel.

§ 2.

CHOLÉRA.

Qu'on n'oublie pas ce que nous avons dit :

« La vaccine n'a fait surgir aucune maladie nouvelle.» Les fièvres continues aiguës nommées jadis malignes, aujourd'hui typhoïdes ne sont pas plus fréquentes qu'autrefois, mais sont devenues plus meurtrières (1) ; un élément morbide laissé intact dans l'organisme est venu compliquer les fièvres dites muqueuses, bilieuses, putrides, les dyssenteries et leur donner un caractère de gravité insolite. Il en est de même du choléra.

Dans le XVIIe et le XVIIIe siècle, le choléra morbus humide, le seul qui fut fréquent alors se montrait dans la saison des fruits. Il était dans toute sa force en automne, surtout lorsque les grandes chaleurs se prolongeaient jusqu'à l'é-

---

(1) La mortalité par ces fièvres était de 1 sur 7 6/10 au temps de Stoll, d'après M. Roche. Or, à Paris elle est actuellement de 1 sur 3 d'après MM. Louis et Chomel.

poque des vendanges. Voilà ce qu'attestent les anciens auteurs, et Buchan en particulier (1).

Depuis la vaccine, non-seulement le choléra est devenu beaucoup plus fréquent et dangereux, mais il n'était pas contagieux autrefois, et aujourd'hui il est impossible de ne pas lui reconnaître ce caractère *chez les vaccinés*. De plus, sa marche a changé, et, de même que toutes les maladies à *semence*, sévissant plus fortement du 1er avril au 1er novembre, dans les temps chauds et humides, elle est devenue celle décrite par Boërhâave et Stoll ; « Verno » tempore primo incipiens, æstate crescens, languens au- » temno , hyeme sequenti ferè cadens. » Marche qui était celle de la petite vérole.

Le nom seul montre que le choléra provient de la bile et c'est pour cela que le même auteur dit : « Hæc (plethora » biliosa) vomitu, secessu, cholerâ, sudore largo nido- » roso, urinis biliosis, mox jumentosis, cum sedimento » flavo, lateritio spontè solvitur. » (341)

Lorsque la pléthore bilieuse ne se résout pas spontanément de cette manière, elle prend le caractère de la fièvre bilieuse. Alors Stoll continue : « Febris biliosa indolem parasiticam possidet : undè facillimè morbis aliis quibuscumque sociatur, quos ab ingenio et caractere consueto obducit aut in suam redigit potestatem : *notanda est ejus cum variolis complicatio*. » (349)

Il ajoute encore : « Vix ulla febris est quæ tam diversis ludat variationibus, tam differenti ratione modificetur, in-

---

(1) Sydenham, Tissot, Buchan, classent le choléra dans la famille des maladies épidémiques ; ils le regardent comme *non contagieux*, plus fréquent en automne que dans les autres saisons de l'année, ce qui fait dire au premier qu'il arrive presque aussi souvent à la fin de l'été et aux approches de l'automne que les hirondelles au commencement du printemps.

dolis plauè protheiformis, non solùm diversis annis, sed eàdem quoque constitutione regnante. » (350)

Je n'hésite pas à le dire, toute l'étiologie du choléra me semble renfermée dans ces aphorismes du médecin allemand ; ils rendent compte si parfaitement de tout ce qui se passe sous nos yeux, que je ne saurais m'empêcher de reconnaître dans la maladie qui afflige nos pays, le choléra ancien, *le trousse galant*, selon l'expression un peu verte de nos pères, compliqué par la variole, et devenant ainsi contagieux *parmi la population vaccinée*, tandis qu'il ne l'est pas pour l'autre.

Il ne faut qu'un instant de réflexion pour comprendre que le *principe contagieux* ne vient pas du Gange et ne mérite en aucune façon le sobriquet harmonieux que lui a donné M. le professeur Piorry, puisqu'il est *avéré* que le choléra n'était pas contagieux autrefois en Europe et n'a pris ce caractère qu'en 1817 (1); sa source provient d'une pléthore bilieuse qui tantôt se résolvait par une crise violente, tantôt par une fièvre continue, parasite, prothéiforme, s'alliant *très-facilement* aux autres maladies et particulièrement *à la variole.*

Voilà bien l'explication des fièvres *continues*, devenues plus meurtrières depuis la vaccine par la complication variolique.

Or, la fièvre bilieuse continue n'est, selon Stoll, qu'une des suites de la pléthore bilieuse. La complication variolique peut donc produire un choléra varioleux, comme une fièvre bilio-varioleuse; car, encore une fois, le nom

---

(1) Le vent nous apporte évidemment les miasmes du Gange, quand il nous les apporte, *identiques* avec ce qu'ils étaient autrefois. Or, puisque ces miasmes ne donnaient lieu alors qu'à une maladie non contagieuse, il faut bien de toute nécessité que l'élément contagieux soit moderne !...

de choléra seul indique une maladie bilieuse, dont il est le *summum*.

Que l'Inde nous transmette, *depuis la vaccine*, le choléra du Gange, je ne dis ni oui, ni non, je dis seulement qu'il faut que la variole en soit le véhicule, puisqu'il est contagieux aujourd'hui et qu'il ne l'était pas jadis.

Actuellement, l'essentiel est de savoir : Sur cent vaccinés, pris de la maladie, combien en succombe-t-il ? sur cent variolés, combien ?

Le nom infligé jadis au choléra dit, en termes assez crus, qu'il attaque l'âge viril, épargnant la vieillesse et l'enfance. C'est donc parmi les jeunes gens que doit se rencontrer cet élément contagieux, moderne, très-grave (1) et très-répandu de nos jours.

Sans le chercher bien loin, n'est-il pas évident qu'il n'est autre que l'élément *variole*, transporté de l'enfance à l'âge viril par l'action de la vaccine ? Est-il besoin de conjectures vagues devant ce fait reconnu ?...

Il y a donc dans l'épidémie actuelle deux éléments morbides au moins :

Le premier élément se nomme le *choléra*.

Le second élément se nomme *variole*.

Le choléra isolé *n'est pas contagieux*.

Le choléra varioleux est *contagieux*.

Ce que je dis ici du choléra s'applique de même au typhus. Il y a un typhus *non contagieux* nommé fièvre bilieuse, muqueuse, continue ; puis il y a un typhus *varioleux* nommé fièvre *putride* par nos pères et *dothienenterie*, par M. Bretonneau. Celui-là seul est contagieux.

---

(1) « Malgré les symptômes *les plus formidables* qui accompagnent » le choléra, il est rare que les malades en meurent. » (Tissot) Buchan, dit lui-même avoir été deux fois aux portes de la mort par les atteintes du choléra. *Quantùm mutatus !*

Le typhus des armées, des prisons est épidémique. Il se propage *dans le même lieu;* mais si l'on transporte les malades dans une autre localité plus saine, ils n'y répandent pas leur maladie, parce qu'elle n'est pas *contagieuse*. La variole, la rougeole, la dothienenterie se *transportent*, au contraire, partout où va le malade, de la chaumière au palais; elles sont contagieuses et inévitables, quoique *sporadiques*. C'est ainsi que la contagion se distingue de l'épidémie, qui tient à l'air ou à l'eau. Encore les maladies épidémiques sont sujettes à se compliquer avec les maladies contagieuses : « *febribus aliis facillimè jungitur.* »

Ainsi les soldats français ont porté le choléra de France à Gallipoli, à Varna, etc. Cette maladie qui fait de grands ravages parmi les Français et les Russes *vaccinés* en fait peu parmi les Turcs *inoculés*, parce que la variole en est *le véhicule*. Elle est contagieuse pour les uns et ne l'est pas pour les autres. Qu'on trouve une autre explication de ce phénomène! En ce moment, le choléra n'est pas *épidémique* en Orient, il n'y est que *contagieux*.

On le voit, ce sont toujours les mêmes principes : les personnes qui ont eu la variole sont à l'abri non du typhus, ni du choléra, bien entendu! mais de la contagion et de la complication grave que l'élément *variole* ajoute à ces deux maladies *simples*.

Le choléra sec, sans diarrhée, est devenu plus fréquent en *été* par la cause épidémique et contagieuse que la vaccine a laissée *intacte* dans l'organisme humain.

C'est pour cela qu'il convient d'inoculer les vaccinés *anciens*, puisqu'on peut le faire sans danger sérieux hors du temps des épidémies *intestinales*, c'est-à-dire, en hiver de préférence et par un temps sec et froid.

C'est sous l'influence de ces affections *gastro-intestinales*, que la mortalité de la population féconde a augmenté de *trois septièmes* en France, ainsi que l'a démontré M. Carnot, comme nous le verrons un peu plus loin.

IV.

OBJECTIONS.

§ 1er.

En attaquant la vaccine, objecte-t-on, vous dénigrez une découverte patronnée par le gouvernement, qui compta Cuvier parmi ses admirateurs et qui a été signalée comme un progrès en médecine ; il faut ensuite reconnaître que les nombreuses infirmités inséparables de la petite vérole ont disparu avec cette maladie, et qu'un de ses grands effets a été l'allongement de la vie moyenne générale.

— « Le gouvernement qui protége aujourd'hui la vaccine par tous les moyens dont il peut disposer, n'agit qu'en vertu de sa sollicitude pour la santé des populations ; mais s'il arrivait qu'on lui démontrât que cette découverte de la fin du dernier siècle, a perdu non-seulement son prestige et son infaillibilité, mais qu'elle n'est qu'une illusion dangereuse, mais qu'elle n'a fait que déplacer un mal dont le virus se réveillera, plus tard, sous une forme redoutable, alors ne se hâterait-il pas de briser lui-même cette idole élevée à grands frais par ses mains, de renier ce faux Dieu devant lequel il avait courbé tous nos fronts et de chercher ailleurs un antidote contre ce poison. » (Duché, *proposition d'enquête au sujet de la vaccine.*) (1)

---

(1) En Angleterre, en 1806, voici comment le célèbre Willam Rowley, auteur de la médecine universelle, répondait à la même objection :

« La protection que des personnes de haut rang se sont plues à » accorder à la propagation de la vaccine, ne prouve rien; car,

Les espérances que l'illustre Cuvier avait pu fonder sur la vaccine, ont une date qu'il ne faut pas perdre de vue ; c'était peu de temps après son introduction en France. La fièvre entéro-mésentérique décrite par MM. Serres et Petit, était encore une maladie rare ! Personne n'avait songé à établir une similitude entre elle et la variole ! M. Gauthier de Claubry ne signalait pas cette maladie comme formant à elle seule plus des trois quarts des épidémies qui règnent en France ! M. Carnot n'avait pas publié ses tables de mortalité, tables qui renversent toutes celles établies jusqu'alors par les Buffon, les Duvillard, les Deparcieux. Cet homme illustre ne vit donc que les premiers effets du cow-pox, de nombreux enfants préservés de la variole et de ses cicatrices. Une mort prématurée pour la science ne lui permit pas de juger ses effets subséquents. Quelques hommes éclairés, craignant l'avenir, demandèrent que l'adoption de la vaccine fut précédée par quarante ans d'expérience. Ils avaient raison ; ce n'était pas, en effet, après 8, 10, 15 ans même d'une pratique qui ne se répandit d'abord que difficilement, avec lenteur qu'il fallait conclure, mais après 50 ans de la plus amère des déceptions, comme M. Carnot en France, Grégory en Angleterre, comme les savants de l'Allemagne. L'un de ces derniers donne pour titre à son ouvrage : 50 *ans d'empoisonnement du peuple Wurtembergeois*, et comme la vaccine est obligatoire dans le Wurtemberg, il ajoute : « *quod odi, hoc facio*. Je hais ce que je fais ; l'expérience m'a éclairé. Si l'immortel Cuvier vivait encore, il serait,

---

» que sait la noblesse en fait de médecine? *La faculté même a été* » *dupe de sa crédulité ;* et maintenant que la vérité a éclairé les es» prits, il y a plusieurs de ses membres qui désireraient pouvoir » rétracter leur première opinion ; mais l'orgueil enfante presque » toujours l'opiniâtreté, surtout dans une mauvaise cause. » (*La vaccine combattue dans le pays ou elle a pris naissance*, pag. 16.)

j'ose le dire, avec M. CARNOT. Je vais plus loin : je demande à l'Académie entière de médecine, instruite aujourd'hui par les travaux du savant statisticien, s'il s'agissait actuellement d'introduire la vaccine en France pour la première fois le ferait-elle ? — Non, non !

On dit encore que cette découverte fut un progrès en médecine ! Laissons parler M. Duché : « Il n'y a pas un » seul des grands principes de l'art de guérir, qui puisse » faire cause commune avec cette méthode *qui est issue de* » *l'empirisme*, qui puisse être solidaire de ses erreurs et de » sa condamnation. Elle disparait tout d'une pièce, sans » rien ébranler avec elle, elle tombe comme un fâcheux » parasite trop longtemps attaché au grand arbre de la » science médicale. » (*Gaz. des Hôp.*, 28 *mai* 1853.)

Faisons justice une fois pour toutes de cette autre erreur qui cherche à persuader qu'avec la diminution de la petite vérole, a coïncidé une diminution des infirmités ! — Je ne répéterai pas après M. Ancelon, qu'à la suite de la fièvre typhoïde, on observe la surdi-mutité, les aphonies, les gastrites chroniques , les constitutions détériorées et que cette maladie peuple les asiles d'aliénés. Je vais produire des chiffres officiels.

« Dans les 7 classes de 1831 à 1837, il y a eu 459,000 » exemptés pour infirmité et 504,000 reconnus bons pour » le service.

« Dans les 7 classes de 1839 à 1845, 491,000 ont été » exemptés 486,000 seulement ont été déclarés bons pour » le service.

« Ainsi dans la première période, sur 100 conscrits » 45,5 sont infirmes ou nains ; dans la seconde 50 sont » dans cette triste position.

« Il semble au moins qu'après tant d'exemptions tous les » jeunes soldats de notre armée devraient être robustes et » propres au service ? Eh bien ! d'après le rapport du » 5 avril 1849, présenté à l'assemblé nationale par le gé-

» néral de Lamoricière, au nom de la commission sur l'or-
» ganisation de la force publique, il y a une perte
» moyenne pour 100 hommes,

Ayant 1	an de service		7,50
2	ans	id.	6,50
3		id.	5,50
4		id.	4,50
5		id.	3

« Ce n'est qu'après la sixième année qu'il n'y a plus » qu'une perte de 2 p. 0/0 et qui se maintient les années » suivantes.

« Voilà l'état de la jeunesse française ; sa force a diminué et sa santé s'est altérée. Par l'état des jeunes français de 21 ans, constaté ainsi de la manière la plus authentique, on peut juger avec certitude l'état de faiblesse de débilité d'une grande partie de la population » française et des progrès dans le mal. » (Raudot de l'Yonne, *de la décadence de la France*, pag. 24.)

M. de Watteville, inspecteur général des établissements de bienfaisance, dans un rapport au Ministre de l'intérieur, après avoir constaté que la mortalité est à peu de chose près la même en 1847 qu'en 1780, malgré les immenses améliorations de tout genre introduites dans le régime et dans l'intérieur des établissements charitables, ajoute : » Quant au nombre des militaires traités dans nos hôpitaux, » il dépasse toutes les prévisions! En 1847, l'armée ne » comptait pas en France plus de 300,000 hommes. Les » hôpitaux militaires ont soigné dans le cours de cette » année 63,000 malades, les civils 87,500 ; ce qui donne » un total de 150,500 militaires admis dans les hôpitaux, » soit 1 sur 2. Cela semble presque impossible pour des » hommes dans la force de l'âge. » (pag. 23.)

Ainsi, dans nos armées modernes, les soldats ne périssent qu'en petit nombre par le fer et le plomb, ils ne trouvent que rarement une mort glorieuse sur le champ de bataille; mais ils succombent dans les hôpitaux à la dyssenterie typhoïde et à toutes les fièvres d'un mauvais caractère.

Enfin, répète-t-on, chaque année dans l'annuaire du bureau des longitudes, la vie moyenne a augmenté, et cette augmentation, ajoute M. Mathieu, est due à la vaccine.

Distinguons et ne faisons pas confusion. Il y a la vie moyenne générale et la vie moyenne pour un âge quelconque.

La première, dit M. Carnot, a augmenté depuis le commencement du siècle de 4 ans environ.

La seconde, ou vie moyenne, probable pour un âge donné, a subi de graves variations; ainsi, au XVIIIe siècle, l'enfant qui venait de naître avait 16 ans de vie probable, dans le XIXe, l'enfant en naissant a 26 ans. Au contraire, dans le siècle précédent, le jeune homme de 20 ans avait la probabilité de voir 37 ans s'ajouter à son âge; aujourd'hui le jeune homme du même âge ne peut en espérer que 26. La vie de l'enfant a augmenté de 10 ans; le budget de la mort n'a pas diminué pour cela, et c'est la jeunesse de 18 à 30 ans qui le remplit avec ses cadavres.

Cette distinction, on le voit, est nécessaire. Elle n'a pas échappé aux observateurs sérieux. Ainsi, M. le docteur Noirot, après avoir constaté une augmentation dans la durée de la vie moyenne, générale dans ce demi siècle, ajoute : « Tandis que la mortalité de tous les âges a successivement diminué, celle de la période de 10 à 30 ans a *notablement augmenté*. Une cause *perturbatrice* est donc venue de nos jours suspendre pour cette époque de la vie, la marche décroissante que la mortalité affectait, mais lui communiquer une impulsion en sens contraire. » Cette cause perturbatrice, M. Noirot la nomme ailleurs, c'est la vaccine (1). (*Etudes statistiques sur la mortalité.*)

Les conséquences de ces variations de vie probable suivant les âges sont bien graves ; en effet, si la mort frappe la femme féconde à 20 ans et l'enfant qui vient de naître, elle n'atteint pas deux unités de même valeur. Ou bien encore, 100 décès généraux peuvent être plus affligeants pour la société et les familles que 100 autres, si l'on compte parmi les premiers une plus forte somme d'adolescents, d'hommes valides que chez les seconds. Voici comme raisonne l'auteur de l'*Essai de mortalité.*

« Si la théorie des valeurs *moyennes* sert d'approxima-
» tion à la vérité dans l'analyse des phénomènes naturels,
» c'est à l'inexorable condition de n'admettre dans leur
» calcul que des quantités *homogènes*. Hors de là, elle ne
» peut conduire qu'à des conclusions erronées; ainsi,
» l'enfant, le jeune homme, le vieillard ne sont point des
» unités de même ordre... Deux nations de même popu-
» lation ne seront pas également puissantes, si l'une
» compte dans son sein un grand nombre d'enfants et de
» vieillards, l'autre, au contraire, un plus grand nombre
» d'hommes jeunes et valides et de femmes fécondes. La
» vie d'une nation ne ressemble en rien à celle d'un indi-
» vidu. Une nation ne meurt pas ; elle éprouve des pertes
» et les répare. Mais lorsqu'elle voit périr ceux que la
» providence destinait à combler ses vides, alors elle dé-
» cline et tombe dans la décrépitude. » (CARNOT.)

---

(1) Dans le rapport sur les vaccinations, 1850, M. Bousquet invoque l'autorité de M. Noirot qu'il *aime*, dit-il à citer. Puis se croyant fort du travail du médecin de Dijon, il poursuit : « Gardons-nous » de croire que sous le règne de la vaccine, le nœud de la vie soit » plus facile à dénouer à cet âge qu'auparavant. *C'est tout le con-* » *traire qui est vrai.* » Si mon honoré confrère, M. Noirot avait connu ces paroles, quelque chose m'étonnerait; ce serait son silence.

Parmi les objections, il en est d'une autre nature : ces dernières émanent d'hommes qui, n'ayant pas tout-à-fait tourné le dos à la vérité, avouent la grande mortalité de notre jeunesse, mais ils ont des explications à nous donner : Si la jeunesse, dit M. Andral, paie un tribut plus considérable à la mort, c'est qu'elle est moins morale qu'autrefois. La cause doit en être attribuée, d'après M. Lévy, aux mares infectes, aux fumiers, aux latrines, etc., etc. On ne purge pas assez, suivant M. J. Guérin ; car, le jour, ajoute-t-il, où on emploiera davantage l'ipécacuanha et tous les sels purgatifs, on verra la fièvre typhoïde diminuer. Enfin, réplique un rédacteur du journal, c'est que l'alimentation actuelle est insuffisante et mauvaise, etc., etc.

Citer ces objections, c'est en faire justice? Dire que l'immoralité règne parmi notre jeunesse entière, c'est ignorer ce qui se passe ; c'est lui adresser un reproche aussi vieux qu'Horace. Invoquer les causes banales d'insalubrité, c'est oublier les progrès de l'hygiène publique et privée ; les rues de nos villages sont plus propres que ne l'étaient nos grands-mères. Quant à l'alimentation, elle est supérieure à ce qu'elle ne fut jamais dans les campagnes et dans les villes ; qu'on compare, en outre, celle de nos soldats avec celle de leurs pères. Croire que les purgatifs et les vomitifs vont modifier notre constitution, c'est donner dans l'absurde et l'impossible. Avec nos constitutions médicales détériorées, avec cette sensibilité des voies digestives portée à l'excès, aujourd'hui, le praticien prudent et éclairé n'ose plus manier les évacuants, principalement ceux tirés du règne minéral. On n'emploie plus les émétiques, les médecines noires, les drastiques, parce qu'on ne peut plus le faire, l'économie s'y refuse. Laissons donc là ces objections ; elles choquent l'expérience, le sens naturel ; jetées comme une pâture frivole aux esprits crédules par leurs auteurs qui n'y attachent eux-mêmes ni importance, ni conviction, elles se heurtent et se renversent les unes les autres. Passons à quelque chose qui a les prétentions de viser au sérieux.

RAPPORT DE M. ROCHE.

§ 2.

Depuis quelque temps, les idées anti-vaccinales avaient fait des progrès à l'étranger comme en France ; l'opinion publique s'en était émue. Des mémoires en différents sens affluaient à l'académie, qui ne pouvant plus garder le silence saisit pour le rompre un travail remarquable que M. Ancelon venait de lui adresser et de publier. M. Roche, membre de la commission des épidémies, le même qui est accusé d'avoir corrompu une génération entière de médecins par son physiologisme outré de Broussais, fut chargé de parler des fièvres essentielles, de prêter main-forte à M. Bousquet, son adversaire réconcilié (1) et de faire un

(1) Dans un ouvrage de controverse, par M. Roche, qui a pour titre : *De la nouvelle doctrine médicale,* on lit :

— « M. Bousquet a la gravité de maître d'école de village.. Ca-» pable de bévues, il est facile à s'aveugler sur le mérite de ses » démonstrations, la faiblesse et la laideur de sa cause... Il dégoûte » des comparaisons depuis qu'on lit les siennes... Il emploie des » escobarderies dans ses bravades... Il n'y a peut-être que lui au » monde qui puisse soutenir de pareilles absurdités, etc., etc. (*Pages* 279 *et suivantes.*)

M. Bousquet répond : — « Je ne suis pas chargé de refaire l'édu-» cation de M. Roche, car rien n'égale le mauvais ton de ses dia-» tribes, si ce n'est peut-être le mauvais goût... Il s'est flatté de » couvrir la faiblesse de sa cause, à travers un système d'injures et » et de diffamation par le dévergondage des paroles, mais il faut » le plaindre et ne pas lui en vouloir, il est incapable d'observer » les plus simples convenances ; ce serait peine perdue que de l'en-» gager à traduire ses mémoires en langage poli. A quoi bon ces

rapport, non sur, mais contre le mémoire de M. Ancelon. Il s'en acquitta avec promptitude et ardeur. Voici le rapport textuel et la réponse qui lui fut faite immédiatement.

« Une doctrine étrange, dit M. le rapporteur, une de ces doctrines qui étonnent au premier moment par leur hardiesse et leur singularité, mais contre lesquelles le sens commun ne tarde pas à se révolter ; une de ces doctrines, dis-je, essaie depuis quelque temps de s'introduire dans la médecine par une fausse application de la statistique. Cette doctrine dit, elle affirme, elle veut prouver :

1° Que la vaccine a transformé la variole en la fièvre typhoïde ;

2° Qu'en faisant disparaître à peu près la petite vérole, elle a donné naissance à une maladie non moins dangereuse ;

3° Qu'elle n'a fait que transporter la mortalité du premier âge sur l'âge adulte ;

4° Qu'en conséqnence l'humanité n'a rien gagné, si même elle n'a perdu, à la pratique des vaccinations ;

5° Qu'il faut dès-lors restreindre, on n'ose pas dire en-

» expressions de sifflet, de Basile, d'Escobar, de folie, de jésuitisme ; » mais la passion ne marche pas avec l'urbanité. » (*id. pag.* 211 *et* 212.)

Je n'ose aller plus loin, je recule devant des reproches que ces honorables membres s'adressent « d'insolence, d'indécence, de » violence, de vilaines actions qui consistent à fabriquer des accu- » sations des faits mensongers et des calomnies. » (*pag.* 253 *et* 254.)

Nous ne savons pas et ne saurons jamais en provinee, il faut en convenir, et surtout l'espérer, apprécier toutes les aménités de ce style académique. M. Roche, aujourd'hui brûle ses dieux adorés, il renie Broussais et ses entérites, ne parle que de Stoll et de fièvres essentielles, il nage dans les grandes eaux du typhoïdisme moderne. M. Bousquet accueille avec effusion cet enfant perdu, dans sa joie actuelle il est pour lui prodigue des compliments les plus flatteurs. Heureuse vaccine qui fait de tels prodiges !

core interdire, l'emploi d'une opération regardée à tort comme conservatrice ;

« 6° Enfin, que les médecins doivent revenir au plus tôt à l'inoculation.

« Ces idées, écloses dans le cerveau d'un mathématicien, ajoute M. le rapporteur, ont trouvé un partisan dans l'auteur du mémoire dont la commission a à vous rendre compte. M. le docteur Ancelon, regardant ces propositions comme autant de vérités démontrées, entreprend de leur prêter l'appui des faits et des théories de la médecine.

« M. le rapporteur n'a pas cru qu'il fût nécessaire de discuter un à un les arguments des fauteurs d'une pareille doctrine pour en faire justice ; il s'est seulement attaché à prouver que la fièvre typhoïde existait et se montrait aussi fréquente, aussi meurtrière pendant le règne de la petite vérole, avant la découverte de la vaccine, avec les mêmes symptômes et sous les mêmes formes qu'elle le fait de nos jours.

« On englobe aujourd'hui, dit-il, sous le nom de fièvre typhoïde, presque toutes les fièvres essentielles des auteurs des siècles précédents. Les maladies décrites par nos prédécesseurs sous les noms de fièvre maligne, de fièvre putride, synoque putride, et toutes les fièvres muqueuses graves étaient en tout semblables à la fièvre typhoïde. Mêmes prodromes, mêmes symptômes, même marche, même durée, même léthalité et même désordres cadavériques. Tous les médecins qui ont médité les écrits de la science s'accordent à le reconnaître, et déclarent que c'est bien la même maladie sous des dénominations différentes.

» La fièvre typhoïde n'est donc pas nouvelle en ce monde. Elle est vieille comme l'humanité ; elle existait bien longtemps avant la découverte de Jenner ; elle n'est donc pas le produit de la vaccine. Elle n'en est pas plus l'effet que les *fièvres adynamiques*, la *fièvre entéro-mésentérique*, les *gastro-entérites*, les *dothinentérites*, les *entérites folliculeuses* qui se sont succédé en France depuis le commencement du siècle.

» Mais si, par impossible cependant, on osait prétendre que la fièvre typhoïde a fait disparaître les fièvres graves dont nous parlions tout à l'heure, il resterait alors à rechercher si l'humanité a perdu ou gagné à cette prétendue transformation, avant de lancer l'anathème contre la vaccine, qui aurait, dit-on, amené ce résultat. Voyons donc si la fièvre typhoïde est plus commune et plus meurtrière que ne l'étaient ces fièvres. Si cela était, les dénigreurs de la vaccine seraient gens à l'accuser d'être la cause de ce triste état de chose ; il importe de leur enlever ce refuge. »

« M. le rapporteur cite ici des relevés de Stoll sur quatorze années, qui apprennent que le nombre de sujets atteints de fièvre maligne reçus pendant ce laps de temps à l'hôpital de la Sainte-Trinité, à Vienne, a été au nombre des personnes affectées d'autres maladies internes comme 1 est à 6, et que la mortalité des fièvres malignes a été de 1 sur 7 6/10, et la mortalité générale de 1 sur 14 3/7 ; résultats qui présentent une concordance frappante avec ceux de nos hôpitaux, et qui représentent parfaitement la proportion de la fièvre typhoïde par rapport aux autres maladies fébriles ; d'où il résulte que la fièvre maligne était aussi commune et aussi meurtrière du temps de Stoll que la fièvre typhoïde l'est de nos jours. La fièvre typhoïde ne fait donc pas plus de victimes sous son nom nouveau qu'avant d'en avoir changé ; pas plus, par conséquent, depuis la découverte de la vaccine qu'avant cette découverte. La vaccine est donc innocente des maux dont on l'accuse.

« Avant la découverte de Jenner, ajoute M. le rapporteur, personne n'échappait aux atteintes de la petite vérole : on ne comptait peut-être pas un individu sur dix mille qui n'en fût atteint. Et, comme elle prenait à tout âge, on pouvait toujours dire avec une apparence de raison que la personne qui en était exempte mourrait avant qu'elle se développât en elle. Aussi, la disait-on fatale, inévitable, nécessaire même à la dépuration d'un germe que tous les hommes apportaient en naissant. C'est même encore la nécessité de cette dépuration imaginaire que les nouveaux adversaires de la vaccine invoquent et font miroiter aux yeux des gens du monde pour se justifier de lui déclarer la guerre. Si donc la fièvre typhoïde a remplacé la petite vérole, si la vaccine, comme le prétendent ces messieurs, a seulement eu pour effet, d'abord de retarder l'explosion du vice varioleux, ensuite d'en transporter les manifestations et les ravages de la peau sur la membrane muqueuse des intestins, la fièvre typhoïde, disons-nous, devrait nécessairement attaquer un aussi grand nombre de personnes que le faisait la variole, c'est-à-dire qu'elle devrait sévir sur toute la population, à d'infiniment rares exceptions près. Or, cela n'est pas. C'est à peine si un cinquième de la population en est atteint, et j'exagère encore. La fièvre typhoïde n'a donc pas remplacé la variole, ou bien celle-ci se serait singulièrement adoucie en se transformant ; ce qui, pour le dire en passant, tournerait à la louange de la vaccine, dans le système même de ses adversaires. La vaccine, en faisant disparaître la petite vérole, n'a donc pas donné naissance à la fièvre typhoïde. Ces deux maladies n'ont entre elles aucune corrélation, aucun rapport, aucune analogie, ni de causes, ni d'effets, ni de fréquence.

» Enfin, la fièvre typhoïde, fût-elle nouvellement implantée au sein des populations, sa première apparition après l'époque de l'introduction de la vaccine fût-elle parfaitement démontrée, il resterait encore à prouver qu'il ne s'agit point ici d'une simple coïncidence, et que l'une est la cause de l'autre. *Post hoc, ergo propter hoc*, est un argument trop décrié pour avoir cours et crédit aujourd'hui dans les sciences. »

« M. le rapporteur, après avoir fait remarquer combien il était inutile d'insister sur ces vérités unanimement reconnues dans le sein de l'Académie, termine en ces termes :

« Il est bien permis sans doute à un officier d'artillerie de prétendre que la vaccine est un mal. On ne défendrait pas à un médecin, je pense, de soutenir, s'il lui prenait cette fantaisie, que la bombe, après sa sortie du mortier, ne décrit pas une parabole. Chacun a le droit, chacun est libre de choisir les sujets de passe-temps où il lui plait, en dehors de ses études familières et même en des matières qu'il ignore. Cela ne tire jamais à conséquence. Mais un médecin nier les bienfaits de la vaccine sur la foi de quelques chiffres trompeurs qui n'ont rien à voir en semblable affaire, se faire l'écho, le propagateur d'une erreur aussi dangereuse, interpréter à sa guise et d'une manière inexacte au profit de sa thèse l'observation ancienne et l'observation moderne, mettre enfin son talent, sa science, son autorité médicale au service de préjugés funestes, contre lesquels luttent avec tant de peine les efforts du gouvernement et des hommes éclairés de tous les pays, voilà ce que nous ne pouvons comprendre et ce qui nous afflige profondément !

» M. le docteur Ancelon reviendra de son erreur. Un homme de talent comme lui ne saurait persévérer longtemps dans la voie où il s'est laissé entraîner. »

RÉPONSE. (1)

L'Académie de médecine a voulu en finir d'un seul

---

(1) Cette réponse adressée immédiatement à l'académie fut renvoyée par M. le secrétaire perpétuel à la commission de vaccine,

coup avec *la vérité*. Elle a espéré pouvoir la faire étrangler entre les deux portes de son hôtel. La probité d'un membre (1), et le défaut d'habileté d'un autre ont fait avorter cette combinaison, dont l'Académie sera dupe devant le public, seul juge du procès, devant le public, qui comme l'a dit M. Malgaigne, ne fléchira pas devant une décision viciée par des chiffres qu'on dissimule! Je vais prouver ce que j'avance.

Le rapport mérite aussi peu d'approbation par les faits et les chiffres qu'il montre, que par les faits et les chiffres qu'il cache. C'est ce que je vais démontrer ici, sans acrimonie aucune. Je ne ferai point descendre, qu'on en soit bien sûr, aux mesquines proportions d'un débat personnel, « le plus formidable problème que la providence ait » jamais offert aux méditations de l'humanité. »

1er Fait controuvé. — « On affirme, dit le rapporteur, » 1° que la vaccine a transformé la variole en fièvre ty- » phoïde. » Donc, ajoute-t-il plus loin, « la fièvre » typhoïde devrait attaquer un aussi grand nombre de » personnes que le faisait la variole. »

— M. Carnot n'a jamais dit cela. Voici ses propres expressions : « La variole *interne* se cachait jadis sous le » nom de convulsions dans l'enfance, sous celui de fièvre » putride dans l'âge adulte. Aujourdui on la rencontre » masquée, sauf les épithètes, sous la dénomination géné- » rale d'*entérites*. Sur 465 décès, morts nés à part, on en » compte dans la semaine du 22 au 28 septembre 1850, » *cent onze* par entérite et fièvres typhoïdes. L'entérite

---

impasse obscure, d'où il sait qu'elle ne sortira pas. M. Dubois est un vaccinateur émérite disant encore que » la vaccine préserve à jamais, et que pas une voix médicale ne s'est élevée contre elle. »

(1) M. le professeur Malgaigne, séance tenante, protesta vivement contre le rapport.

» n'est le plus souvent qu'une variole discrète et la fièvre » typhoïde est toujours une variole confluente. » — Est-ce clair?

M. Ancelon n'en a pas tant dit ; je n'en ai pas dit plus, et M. Serres avait écrit avant nous tous, en 1847. « Au lit » des malades comme sur le cadavre, nous avons constaté » qu'il existe une fièvre typhoïde discrète, comme il y a » une variole discrète, une fièvre typhoïde confluente et » semi-confluente, de même qu'il existe des varioles con- » fluentes et semi-confluentes. Nous avons reconnu que la » fièvre typhoïde est la source principale du danger de la » variole confluente. »

Ce sont donc ces fièvres typhoïdes discrètes et semi-confluentes qui, selon nous, sont des fièvres varioleuses que les bulletins de la préfecture de police englobent dans la masse des fièvres entérites. Voilà ce que M. Carnot affirme. Pourquoi lui supposer gratuitement une opinion qui n'a jamais été ni la sienne, ni la nôtre. Est-ce loyal? Après cette explication précise, l'argument qui termine la première citation de M. Roche tombe évidemment de lui-même. — Et d'une!...

2me Fait controuvé. — « On affirme, dit le rapporteur, » que les médecins doivent revenir au plus tôt à l'inocu- » lation. »

L'initiative m'appartient ici tout entière et cette idée n'est pas « éclose dans le cerveau d'un mathématicien, » comme dit M. Roche. Sur ce point, M. Carnot doute comme d'Alembert a douté, il demande la liberté des familles. Voilà tout, au moins jusqu'à l'âge de 5 ans, et regarde la providence et une bonne mère comme les meilleurs médecins de l'enfance. Pourquoi donc lui prêter une opinion contraire à la sienne? — Et de deux!...

3me Fait controuvé. — « Avant la découverte de Jen- » ner, dit le rapporteur, personne n'échappait aux at- » teintes de la petite vérole. »

— D'où vient cette assertion? Ce n'est assurément ni de La Condamine, ni de Bernouilli, ni de d'Alembert, ni de Duvillard qui résume tous les travaux faits avant lui sur ce sujet. Ce n'est pas même de M. Bousquet; car son traité de vaccine répète cette phrase de La Condamine. « La moitié des hommes meurt sans avoir la petite vérole. » C'était précisément sur ce fait capital que se fondait d'Alembert pour repousser l'inoculation!

Sur la population moyenne de Paris, qui était de 570,000 âmes, de 1710 à 1800, on comptait 19,216 naissances et 19,216 décès annuels. 1,646 décès avaient pour cause la petite vérole et le nombre des individus atteints était en moyenne générale, six fois plus grand que le nombre des morts. En définitive, il y avait à peu près la moitié de la population de la ville qui restait étrangère à la contagion. Tels sont les faits patents irrécusables que confirme la lecture attentive de Duvillard, pages 112 et 126, et des recherches statistiques sur Paris. (*Imprimerie royale*, 1823.)

Encore une base en poussière. — Et de trois!

4me Fait incroyable. — « A l'hôpital de la Sainte-» Trinité à Vienne, dit le rapporteur, la mortalité était » au temps de Stoll de 1 sur 14 3/7!

— J'ignore comment ce calcul a été fait; je ne comprends pas encore pourquoi des médecins de Paris, ayant à discuter ce qui se passe à Paris, vont chercher des renseignements en Autriche. Cela n'est pas conséquent. J'ignore comment le médecin de l'hôpital de Vienne a établi son compte; ce compte me paraît et paraîtra au public qui nous écoute, infiniment moins authentique à coup sûr, que le relevé général officiel des sept principaux hôpitaux de Paris du 21 septembre 1800 au 21 septembre 1802, que l'on trouve dans la statistique de Peuchet, 1805, pag. 272. La moyenne générale de ces sept hôpitaux et de ces deux années donne pour résultat final, 1 mort sur 7 malades;

A savoir :	A l'Hôtel-Dieu........	1 sur 6 1/2
	A la Charité..........	1 sur 8 1/3
	A Saint-Antoine.....	1 sur 6 3/4
	A Necker............	1 sur 7 1/4
	A Beaujon.............	1 sur 7 1/4
	A Cochin.............	1 sur 5 5/8
	A Saint-Louis.........	1 sur 8

Ces rapports n'ont pas varié d'une manière bien sensible depuis lors. Le grand et beau travail de M. Vatteville, démontre ce fait pour la France entière. Il est, à la vérité, d'une portée nulle dans la question à l'ordre du jour, puisqu'on n'a pas tenu compte de l'âge des malades. Il prouve seulement que les chiffres attribués à tort à Stoll, ainsi que l'a démontré M. Duché, ne présentent pas, comme le dit téméráirement le rapport « *une concordance frappante* avec ceux de nos hôpitaux. »

Il y a donc loin, bien loin, de l'Hôtel-Dieu de Paris à l'hôpital de la Sainte-Trinité de Vienne! Mais, comme on le voit, il n'y a pas loin, au contraire, des chiffres officiels de Peuchet, en 1802, aux chiffres officiels de M. de Vatteville en 1847. Il faut se méfier des chiffres officieux.

Il est prudent pour éviter les erreurs de ce genre, de prendre la moyenne générale de la ville qu'on étudie. C'est ce que n'a pas fait M. Roche, c'est, au contraire, ce que je fais ici.

De 1816 à 1818 (3 ans), il mourut dans les hôpitaux de Paris.	22,253
De 1845 à 1847 (3 ans)........................	33,690
En 1817, la population recensée à Paris était de..........	713,966 hab.
En 1846..	945,721

(Moniteur du 26 février 1853.)

Donc, en 29 ans, les décès ont augmenté de 51 0/0 dans les hôpitaux de Paris, tandis que la population de cette ville augmentait seulement de 32 0/0. Est-ce là, par husard, le perfectionnement à l'art de guérir que réclamait Louis XVIII, en fondant l'Académie de médecine? Et de quatre! Celle-ci pourrait bien compter pour deux, mais je ne veux pas abuser de mes avantages.

5me FAIT INCROYABLE. — « La mortalité des fièvres ma» lignes, dit le rapporteur, était, avant la vaccine, de 1 » sur 7 6/10. »

— A ce compte, *tous* les malades des hôpitaux de Paris mouraient donc de fièvres *extra-malignes;* telle serait la conclusion rigoureuse de ce fait incroyable de notre académicien! Mais voyons quelques détails :

1° D'après MM. Louis et Chomel, médecins *dignes de foi*, ce rapport est de 1 sur 3 dans les hôpitaux de Paris; 2° d'après M. Forget, professeur également *digne de foi*, il est de 1 sur 4 1/3 à l'hôpital de Strasbourg; 3° D'après M. Delaharpe, médecin en chef également *digne de foi*, il est de 1 sur 4 1/2 à l'hôpital de Lausanne. Or, la moyenne de ces trois rapports est 1 sur 4 1/4! Qui donc M. Roche espère-t-il égarer, en affirmant que le rapport 1 sur 7 6/10 est en accord *parfait* avec celui de nos hôpitaux? Ne peuvent évidemment être trompés par cette assertion *inqualifiable* que les médecins qui n'ont point lu les ouvrages de MM. Louis, Chomel, Forget, Delaharpe, etc., ni la 5e proposition de M. Carnot.

M. Roche qui semble si peu au courant de la statistique mortuaire des hôpitaux de Paris, ignore-t-il donc, aussi par hasard, que dans la grande maison municipale de santé, située rue du Faubourg Saint-Denis, où sont reçus *en payant*, tous les malades autres que ceux atteints d'infirmités incurables, la proportion des morts aux malades a été de 1 sur 5 en 1850, dans une année où cependant la mortalité générale fut très-faible à Paris? S'il en doute, ce renseignement se trouve chiffré dans le *Paris médical*; il pourra le consulter avec fruit.

La maison de santé de la rue Saint-Denis, ne reçoit

guère que des maladies graves, tandis que les hospices reçoivent les vieillards et que les hôpitaux mêmes reçoivent des maladies légères. Ce n'est donc pas dans le relevé général des hôpitaux et des hospices mêlés ensemble, qu'un homme d'intelligence doit aller chercher la proportion des morts aux malades *gravement* atteints, mais bien plutôt à la maison de santé municipale.

En définitive, il est de toute évidence que la mortalité par les maladies graves a beaucoup augmenté depuis le temps de Stoll, non que les maladies soient devenues plus fréquentes, mais parce qu'elles sont devenues plus dangereuses, ainsi que l'a surabondamment démontré M. Carnot dans sa 2me proposition. En outre, *la Presse* du 17 octobre 1854 a reproduit un document comparatif entre 1811 et 1851, emprunté à *la Revue médicale*, et qui est bien fait pour ne laisser s'abriter aucun doute sur ce point essentiel. Ce document mérite d'être médité par les praticiens honnêtes qui croient plus aux faits qu'aux paroles, ces paroles vinssent-elles de M. Roche ou de ses amis. Aussi, lorsque M. Bousquet semblant oublier d'anciens et retentissants démêlés, est venu récemment dire à l'Académie, que l'élocution de M. Roche était de même force que son argumentation, plus d'un malin sourire s'est dessiné sur les lèvres du docte auditoire. C'était justice ! Seulement on ne comprend pas qu'une Académie de médecine ait pu, non-seulement tolérer, mais encore approuver un pareil attentat à *la vérité*. Après cela, il est possible que l'Académie pense que la fin justifie les moyens, puisqu'elle a permis à M. Bousquet de lui dire : « Tous les vaccinés triomphent des coups de la variole. » Assertion de même nature que celle de M. Roche (1). *Bis in idem!* Encore une base fantastique. — Et de cinq !

---

(1) Ce n'est pas la première fois que les chiffres de M. Roche ne

Enfin, même dans sa pointe innocente sur l'artillerie, le rapporteur trébuche encore.

Il croit qu'une bombe, au sortir du mortier, décrit une parabole. *O tempora!* Dans le vide, oui, sans doute, mon honoré confrère, mais on ne tire pas le mortier dans le vide, que je sache! — Et de six! A une demi-douzaine aujourd'hui, je m'en tiens; passons au large.

En définitive, la colère conseille mal. L'imprudente attaque de l'Académie n'aura servi qu'à montrer son impuissance. Telle est la conclusion que tout homme impartial tirera de cette tentative avortée.

RAPPORT DE M. BRICHETEAU.

Le rapport de M. Roche n'obtint point le succès désiré; les protestations arrivèrent de toute part, nous citerons plus particulièrement parmi ces dernières, les lettres de MM. Duché et Girard, publiées par la *Gazette des Hôpitaux* et la *Revue médicale.*

Les journaux de médecine, sauf quelques éloges commandés, gardèrent un silence significatif, un des plus accrédités ne dissimula pas son improbation. Voici le jugement porté par les *Archives générales de médecine.*

« Ce rapport ne nous a pas satisfaits. Les points délicats » relatifs à l'influence de la vaccine sur la mortalité, n'y

---

jouissent pas de toute la faveur possible; en 1827, pour une cause autre que celle de la vaccine, M. Miquel lui disait :

— » En vérité, M. Roche, vos mathématiques ne sont pas meil- » leures que votre logique; je conçois maintenant votre éloigne- » ment pour les chiffres, et je ne m'étonne plus que vous les appe- » liez élégamment des ingrats. » (*De la nouvelle doctrine médicale, page* 95.)

» sont pas même énoncés ! Pourtant, des écrivains qui ont
» pris les choses de plus haut, se sont demandé si la suppression d'une maladie meurtrière équivalait à une diminution dans le chiffre des décès, et s'il n'était pas de loi providentielle qu'une compensation s'établit au profit d'autres affections. »

L'Académie fut obligée de nouveau de combattre ceux qu'elle avait cru enterrer trois mois auparavant; mais sa tactique guerrière dût changer : à un homme agressif, ardent, dont les assertions étaient dénuées de preuves, succéda un académicien calme, abritant lui et l'Académie derrière quelques doutes et quelques chiffres *officieux*. De là, un seeond rapport sur une question que l'Académie croyait avoir jugé une première fois d'une manière irrévocable, qu'on note bien cette circonstance. Son auteur, par son caractère, n'était pas apte à déverser le blâme, il avait au contraire la main pleine de récompenses. Notre honorable ami, M. Ancelon avait vu ses travaux *désaprouvés* et *repoussés* par l'Académie, M. Druhen vit les siens récompensés par une médaille.

Voici l'analyse et plusieurs fragments du rapport de M. Bricheteau, d'après la *Gazette des Hôpitaux*, 17 *décembre* 1853.

« M. Bricheteau lit un rapport sur un mémoire de M. Druhen aîné, membre du comité d'hygiène du département du Doubs, sur l'histoire des maladies épidémiques qui ont régné dans le département depuis 1836 jusqu'en 1850.

» Une partie de ce mémoire a pour objet l'examen critique des documents invoqués par la statistique et la méthode numérique, à l'appui d'une hypothèse dont l'idée première appartient à un mathématicien, mais qui a été transformée et formulée par un médecin (M. Bayard) de la manière suivante :

« La variole confluente et la fièvre typhoïde ne sont

» qu'une seule et même maladie, tantôt externe, tantôt » interne, produite par la combinaison de la variole et du » typhus, c'est-à-dire, en d'autres termes, que la petite » vérole, dont on prévient le développement par la vac- » cine, est métamorphosée plus tard en une espèce de va- » riole intérieure qui n'est autre chose que la fièvre » typhoïde ; en sorte que la mortalité du jeune âge, sus- » pendue par l'inoculation vaccinale, se trouve déplacée » et portée à une époque plus avancée de la vie ; seule- » ment, au lieu de mourir de la variole, on meurt de la » dothinentérie. Par conséquent, la vaccine, loin d'être » un préservatif utile à l'enfance, serait un présent fu- » neste fait à l'humanité, qui lui conserverait des victimes » pour être immolées dans l'adolescence et l'âge adulte. »

« Les calculs statistiques qui ont été invoqués à l'appui de cette hypothèse, ont paru à M. Druhen reposer sur des bases inexactes et fautives, ce qui l'a déterminé à en faire une critique sérieuse.

« Voici en résumé les principaux arguments produits par M. Druhen.

« On sait que M. Carnot, dans son *Essai sur la mortalité*, a émis cette espèce d'aphorisme : « La mort, sous des » noms inconnus au XVIIIe siècle, prélève aujourd'hui sur » la jeunesse le tribut que la petite vérole imposait autre- » fois à l'enfance. » M. Carnot appuie cet aphorisme sur trois propositions capitales, appuyées elles-mêmes sur de nombreux calculs statistiques. Les observations critiques de M. Druhen sur ce travail tendent à prouver que les chiffres invoqués par M. Carnot ne sont pas concluants, et que les tableaux de mortalité sur lesquels il s'appuie sont contestables.

Ainsi, par exemple, en ce qui concerne la première proposition de M. Carnot, savoir : « que de 1800 à 1845 » la mortalité a doublé dans les rangs de la population de » 20 à 30 ans ; que cette mortalité n'a fait que se dé-

» placer; qu'au lieu de frapper l'enfance, comme elle le » faisait avant la vaccine, elle choisit ses victimes entre » 20 et 30 ans. » M. Druhen fait remarquer que le point de départ de ces calculs (*Tables* de Deparcieux) n'est pas à l'abri de reproches. Les relevés statistiques concernant les décès faits avant 1789 ne doivent être admis suivant lui, que comme des renseignements incomplets, sans pouvoir servir de terme rigoureux de comparaison. Quant aux tableaux de mortalité pour la ville de Paris, beaucoup plus exacts, ils sont également loin d'être irréprochables relativement à la nature des maladies qui ont causé la mort.

« Au sujet de la deuxième proposition de M. Carnot, ainsi conçue : « Les maladies du poumon n'ont pas eu « de part sensible à l'accroissement de la mortalité de « la jeunesse depuis 1817, » M. Druhen fait remarquer que, pour apprécier sa valeur, il faudrait plusieurs autres documents statistiques qui viendraient se fondre dans une moyenne qu'il est impossible de déduire de ceux cités par M. Carnot.

« Il résulte finalement des remarques de M. Druhen que, pour qu'une statistique ait toute sa valeur, il faut tenir compte de beaucoup de particularités que M. Carnot a omises. Il faut ajouter encore que les soldats, objets du calcul de l'auteur, sont des hommes choisis par le conseil de révision, dont le devoir est de dispenser du service tous ceux qui portent le germe d'une maladie quelconque de la poitrine, auxquelles, par cela même, ils donnent peu de prise ; qu'enfin l'intempérance familière à beaucoup d'entre eux les dispose d'une manière toute particulière aux maladies gastro-intestinales.

« Comme on peut inférer du sens de la première proposition qu'il combat que la fièvre typhoïde est une maladie nouvelle, M. Druhen a consulté les archives médicales de Besançon, qui renferment des documents sur les épidémies, pour prouver qu'il a régné dans cette ville, à des époques éloignées, des formes adynamiques contagieuses qui n'étaient autre chose que la fièvre typhoïde, dont le nom seul est nouveau.

« M. le rapporteur, après avoir reproduit les arguments dont nous ne venons d'indiquer que les points principaux, appuie lui-même l'argumentation de l'auteur par de nouveaux exemples, et en s'étayant de l'autorité de divers statisticiens, notamment de J.-B Say et de M. Villermé.

« Quant aux conclusions du rapport, M. le rapporteur s'en réfère à celles qui ont été formulées dans le rapport général sur les épidémies, dont celui-ci n'est qu'un fragment détaché, et conformément auxquelles une médaille a été décernée à M. Druhen. »

RÉPONSE.

A MM. les Membres de l'Académie de médecine,

MESSIEURS,

Le 13 décembre 1853, M. Bricheteau a lu à l'Académie de médecine, un rapport dont je n'ai connaissance que par la *Gazette des Hôpitaux* du 17 du même mois. Je dois une réponse à ce rapport; la voici aussi concise qu'il est possible de la faire sans nuire à sa clarté.

1re OBJECTION. — « La table de Deparcieux et les relevés mortuaires de Paris, avant 1789, sont loin d'être irréprochables, » nous dit-on.

RÉPONSE. — La table de Deparcieux n'est pas exacte, comment faire alors? Vous vous mettez dans l'impossibilité de nous réfuter si vous n'avez pas des preuves matérielles en main. En quel sens n'est-elle pas exacte? Serait-ce en deçà ou au-delà de notre système; il y a autant de chances d'un côté que de l'autre, puisque l'erreur n'est pas spécifiée par vous et qu'il vous est impossible de mettre le doigt dessus. Mais soyons de bonne foi, elle mérite notre confiance, en voici les raisons :

La table de Deparcieux a été, au XVIIIe siècle, examinée et commentée par Voltaire, Buffon, Sussmilch et tous les statisticiens, nombreux alors, de l'Allemagne et de l'Angleterre. On n'y a pas trouvé un mot à reprendre, encore moins un chiffre! De nos jours elle est louée par M. Ch. Dupin, placée par M. Mathieu au poste d'honneur dans l'annuaire du bureau des longitudes, et adoptée, après discussion, par l'Assemblée législative de France pour servir à établir les tarifs des caisses de retraite. Le doute élevé dans le rapport de M. Bricheteau est assurément le premier qui se soit produit sur le mérite originaire de ce magnifique et difficile travail. Il est juste de dire que ce doute est gratuit et sans aucune base ; il ne mérite donc aucune réponse sérieuse.

Il en est de même à l'égard du travail fait par Dupré de Saint Maur, sur la mortalité de Paris en 1765, d'après les relevés mortuaires des paroisses de cette ville. Buffon en a pris la responsabilité. De la part d'un observateur de cette force, c'est une garantie puissante donnée à la vérité des faits recueillis par son collègue. Ce n'est évidemment pas avec un doute timide, sans aucune preuve à l'appui, se faisant jour en 1853, qu'on peut avoir la prétention d'annuler une telle garantie ! M. Carnot ne suit pas assurément cette marche ténébreuse. Il démontre au contraire, avec toute la rigueur et toute la clarté désirables, la concordance de la table de Deparcieux avec le relevé mortuaire de la France en l'an X. En outre, il prouve avec le même soin, chiffres sur table, que la mortalité des femmes de 15 à 25 ans était encore en 1813, ce que Dupré de Saint Maur l'avait trouvée en 1765 ! Pour en finir sur ce point, j'engage M. Bricheteau à comparer la mortalité relative des femmes de 15 à 45 ans en 1813 et en 1846, au moyen des annuaires de 1815 et de 1848 faciles à se procurer, alors il reconnaîtra sans peine que la mortalité de nos femmes, dans l'âge de fécondité est de 43 0/0 plus grande que celle de nos mères. Ce sont là des documents postérieurs à 1789 et qui ne font que répéter cependant ce qu'avaient dit les documents antérieurs à cette époque. On ne doit aux morts que la vérité, sans aucun doute, même quand ils se nomment Deparcieux et Buffon, mais du moins il faut la leur payer !

2me Objection. — Ces deux propositions de M. Carnot : — « 1° Les maladies des voies aériennes n'ont pas eu de part sensible à l'accroissement de la mortalité ; 2° — Les maladies des voies digestives en sont la cause immédiate et principale. » — Ne paraissent pas suffisamment concluantes, parce que les soldats sont intempérants et par conséquent plus sujets aux affections intestinales que les autres jeunes hommes, et en outre parce qu'ils sont moins exposés aux maladies du poumon, étant soumis avant leur entrée au service, à une visite sévère qui éloigne ceux qui portent le germe d'une affection de ce genre.

Réponse. — M. Carnot prouve qu'il meurt autant de soldats que de jeunes gens des autres classes, par maladies de poitrine, ce qui démontre en premier lieu que sous ce rapport, la révision est absolument sans effet.

Quant à l'intempérance reprochée plus particulièrement aux jeunes hommes qui suivent la carrière des armes, reproche qu'il faudrait également adresser aux filles et aux jeunes femmes, leurs sœurs, puisqu'elles meurent si abondamment de la fièvre typhoïde dans nos campagnes, je suis en droit de dire que c'est encore là une assertion sans base, et que si on doit la vérité à tout le monde, il y a ingratitude à la refuser à ces pauvres soldats dont la vie est si pénible, et la mort souvent si cruelle.

Mais je veux bien, pour un instant, admettre toutes ces hypothèses, afin d'en mieux prouver l'insuffisance dans la question qui nous occupe. Je réponds donc sous ces réserves.

Avant 1789, la mortalité était de 1 sur 30 dans les hôpitaux militaires; après nos grandes guerres, du 1er janvier 1816 au 1er janvier 1821, elle fut encore de 1 sur 30 au Val-de-Grâce. Ce sont là des faits positifs. Or, ce qui ne l'est pas moins, c'est que du 1er janvier 1838 au 1er janvier 1848, elle a été de 1 sur 15 à Paris, à l'hôpital militaire du Gros-Caillou, *le double!* Pourquoi cela? Si les réformes sont plus nombreuses, si les soldats sont mieux traités, si les médecins militaires sont plus capables qu'autrefois, ce qu'on ne conteste point, pourquoi le soldat, né en 1817, est-il plus exposé à la mort que celui né en 1795, toutes choses d'ailleurs égales? Là est toute la question, elle mérite une solution positive; je la réclame de M. Bricheteau.

3me Objection. — La fièvre typhoïde n'est pas une maladie nouvelle, dit-on.

Réponse. — Cela est parfaitement vrai. La fièvre typhoïde n'est pas nouvelle, mais elle est beaucoup plus fréquemment meurtrière qu'autrefois; cela ne peut faire l'objet d'un doute.

Qu'on ouvre l'ouvrage de Sussmilch, intitulé : *Réflexions sur les maladies épidémiques*, on y verra que dans le cours des trois années meurtrières 1748, 1750 et 1757, à Berlin, la mortalité par suite des fièvres de *poitrine*, fut de 15,9 0/0 et de 7 0/0 par fièvres *ardentes*. Sous le nom de fièvres *ardentes*, Sussmilch comprend *toutes les fièvres continues graves*, c'est-à-dire qui se terminent par la mort. C'est en ces termes, que M. Dubois d'Amiens, définit les fièvres typhoïdes. Cette locution admise, les relevés mortuaires de Paris, du 1er janvier 1839 au 1er janvier 1849, insérés aux Annales d'hygiène et au *Moniteur* du 28 février 1853, par M. Trébuchet, prouvent que les fièvres *ardentes* ou *typhoïdes*, comme on voudra les nommer, comptent aujourd'hui pour 21 0/0 dans les décès. C'est *le triple* du chiffre de Berlin !

Quant aux fièvres de poitrine, *pneumonie* et *catarrhe*, M. Trébuchet les compte pour 15,5 0/0. Il n'y a donc pas de différence sensible sous ce rapport? Le célèbre Pinel dans sa médecine clinique, *Tableau des maladies aiguës qui ont régné en* 1801 *et* 1802, *pag.* 479, nous montre les fièvres *adynamiques*, *ataxiques* (5ᵉ ordre), fièvres *ardentes* ou *typhoïdes* donnant une concordance numérique parfaite avec les résultats de Sussmilch. Je regrette que M. Bricheteau, l'élève et l'ami de l'illustre pyrétologiste ait oublié ce tableau. Enfin, en 1811, sous le nom encore d'ataxiques et d'adynamiques, les fièvres typhoïdes comptaient pour 9,8 0/0 dans les décès de Paris. (*Fodéré*, *méd. légale*, *tome* Iᵉʳ, *page* 181.) Si, par impossible, ces preuves ne suffisaient pas, j'en fournirais de nouvelles extraites de la topographie médicale de Strasbourg, du 1ᵉʳ janvier 1806 au 1ᵉʳ janvier 1816. (GRAFFENAUER.)

J'engage instamment M. Bricheteau à lire cet ouvrage, pages 138 et suivantes.

Agréez, etc.

Cirey, 20 décembre 1854.

OBSERVATIONS DE M. CH. DUPIN.

Il est encore une autre objection ; elle est facile, elle est en outre péremptoire, car elle dispense de toute autre et fait crouler à elle seule tout l'édifice. Voyons ce qu'elle vaut :

« — M. Ch. Dupin, dit-on, *a ruiné* les calculs de M. Carnot. »

Voilà les expressions de MM. A. Latour répétées, par

MM. Aran et Barth, et plus tard en pleine Académie de médecine, par MM. Roche, Moreau et Velpeau.

Une semblable assertion abritée d'un nom connu, gonfle la poitrine et rend les paroles tranchantes, l'ignorance n'a plus besoin de raisonnements et les consciences qui voulaient s'éclairer sont satisfaites! Il va sans dire que pas un seul de ces Messieurs n'a fourni la moindre preuve à l'appui de ses dires; mais leurs assertions, par cela même, qu'elle sont dénuées de tout fondement, n'en sont que plus téméraires! Soyons francs : ils ignorent ce qu'à dit M. Ch. Dupin. Eh bien! ce qu'ils ne savent pas, je vais le dire.

Les arguments de M. Ch. Dupin, réduits à leur plus simple expression sont les suivants : (*Comptes rendus de l'Académie des sciences*, *4 décembre* 1848.)

— « M. Carnot n'est pas d'accord avec M. Demonfer-
» rand. Or, l'Institut a naguère accordé à celui-ci le
» prix de statistique. Donc M. Carnot est dans l'erreur. »

Au mois de janvier 1849, ce dernier à un tel dilemme, a répondu ainsi qu'il suit :

— « M. Demonferrand a étudié en France la période
» de 15 ans, 1817-1831, qui a pour *moyenne* l'année 1824.
» Or, de 1824 à 1849, il y a 25 ans, et 25 ans ont suffi
» pour *doubler* la mortalité de la jeunesse parisienne,
» pour *doubler* la proportion des morts aux malades dans
» les hôpitaux militaires de Paris. Voici des preuves!
» donc il est absurde d'appliquer à la France *actuelle* des
» chiffres bien ou mal recueillis 25 ans auparavant. In-
» terrogez l'état présent du pays, Messieurs! Les éléments
» en sont là sous votre main : voyez et concluez après! »

Alors, mais seulement alors, la contradiction a fait place au silence! Pourquoi donc évoquer le souvenir d'une erreur commise par M. le baron Dupin en 1848, pour se mettre sous sa protection?

L'Essai de mortalité n'a été imprimé qu'en 1849; il a

été suivi, jusqu'en 1851, de nombreux mémoires accueillis par l'Académie des sciences et renvoyés par elle à une commission. M. Dupin a-t-il contesté les nouveaux faits produits ! Non, mille fois non ! En 1848, M. Dupin répondait à un article extrait d'un journal de province, article dans le cadre duquel la démonstration n'avait pu trouver place. MM. Arago et Dupin n'y virent qu'une assertion étrange ; cela devait être. Mais quand paru l'*Essai*, il n'en fut plus de même, Là, abondaient les preuves mathématiques des faits, et dès-lors les mathématiciens se turent, et gardèrent depuis un silence que je ne les crois nullement disposés à rompre pour la satisfaction de quelques Jenneriens. Peut on demander plus à des hommes de cette valeur ? M. Carnot ne le pense pas, et il attend la décision de l'Institut avec une si parfaite confiance, qu'il ne récuserait pas, en 1854, M. Ch. Dupin pour juge, malgré le souvenir de 1848. Noblesse oblige !

Mais ce n'est pas tout ; je vais montrer que, sous une forme moins intelligible, MM. Arago et Mathieu ont répété ce qu'avait dit M. Carnot et prouver, *sans réplique* que si ces savants n'ont pas fait un rapport explicite à l'Académie des sciences, ils l'ont fait au public *implicitement*, en publiant en 1853, l'*Annuaire* du bureau des longitudes.

M. Carnot a démontré le premier, en 1849, que la mortalité de la population féconde a augmenté de *trois septièmes* en France ; l'*Annuaire* du bureau des longitudes, n'a pas tardé beaucoup à rectifier de son côté l'erreur qu'il avait commise jusqu'alors ! Que l'Académie de médecine veuille bien le remarquer.

Voici en effet un extrait comparatif de la table III de cet *Annuaire* à 4 ans d'intervalle.

POPULATION PAR AGE EN FRANCE SUR 100,000 HABITANTS.

	ANNUAIRE De 1849, p. 210	ANNUAIRE De 1853, p. 230
De 15 à 16 ans.....	1655	1834
De 45 à 46 ans	1211	1136
Perte pour décès de 15 à 45 ans.....	444	698
Mortalité relative, par cent.........	26,82	38,06

Ainsi, au 1er janvier 1849, MM. Arago et Mathieu évaluaient à 26,82 0/0 la mortalité entre 15 et 45 ans *en France;* et au 1er janvier 1853, leur opinion était tellement modifiée par le travail que l'Académie avait renvoyé à leur examen, qu'ils la fixaient à 38,06 0/0, c'est-à-dire à environ 3/7 de plus. Comme on le voit, s'ils n'ont pas mis la vérité en relief dans un rapport officiel, ils ont trouvé moyen de la dire publiquement. Il ne s'agit que de les comprendre! La crainte d'inquiéter la population française est peut-être aussi une cause du silence gardé jusqu'ici par l'Académie des sciences. Elle n'y renoncera évidemment que lorsque le gouvernement l'exigera d'elle.

Les oracles ont toujours eu des raisons pour ne pas parler trop clairement, sans vouloir néanmoins s'exposer à être accusés d'ignorance. Ainsi ont fait les rédacteurs de l'Annuaire.

Dans les premiers jours de l'année 1854, j'engageai fortement M. Carnot à répondre lui-même aux aperçus statistiques de MM. Roche, Bricheteau, Barth, etc., pensant que sa voix aurait sur les lecteurs une plus légitime influence que la mienne. Il s'y refusa nettement, tout en m'autorisant à publier la lettre suivante pour éclaircir le débat.

LETTRE A M. LE DOCTEUR BAYARD.

Un mot de réponse aux contradictions de quelques docteurs. (1)

« Le 23 avril 1849, l'Académie des sciences nomma une commission prise dans son sein, composée de MM. Arago et Mathieu, pour examiner mes travaux manuscrits antérieurs, et décider si, comme je le prétendais, la mortalité avait réellement, depuis le XVIIIe siècle, augmenté de *trois septièmes* en France dans la période féconde de la vie humaine entre 15 et 45 ans.

---

(1) REMARQUE.

M. Carnot ne mentionne ici que les objections présentées ou accueillies par des membres de l'Académie impériale de médecine. Il garde un silence absolu sur certaines œuvres que cette docte assemblée n'a pas couvertes de son approbation, et qu'il juge, sans doute, inutile de tirer de l'obscurité.

Il est d'ailleurs quelquefois impossible de s'expliquer, dans les limites d'une parfaite convenance avec certains aristarques! Comment, par exemple, répondre, sans lui causer quelque déplaisir à un docteur, à un lauréat, à un professeur, à un membre de plusieurs sociétés savantes, qui a le malheur de ne pas comprendre *seul* des principes statistiques, aussi élémentaires que les suivants?

1° M. Mordret (*Etat actuel de la vaccine, p.* 131.), ne comprend pas que si l'on se mariait *plus tard* en France que par le passé, le nombre des mariages *diminuerait nécessairement.* Est-il besoin de lui dire pourquoi?

Il ne comprend pas (*id. p.* 132) que si, par impossible, on mettait en pratique la contrainte morale de Malthus, le nombre des mariages *diminuerait nécessairement encore,* vingt ans environ après cet usage répandu. Est-il besoin de lui dire pourquoi?

Or, il n'ignore pas que, de 1817 à 1848, le nombre des mariages a *progressivement* augmenté en France de 43 p. 0/0 en totalité. Voudrait-il bien nous dire pourquoi?

M. Mordret paraît ne pas comprendre non plus (*id. p.* 125), comment, de 1801 à 1806, les produits du mariage ont diminué. Faut-il lui dire que les guerres de la République et de l'Empire,

Cette assertion, combattue jusqu'alors par M. Ch. Dupin, qualifiée *d'étrange* par M. Arago lui-même le 11

---

détruisaient les maris et produisaient un effet analogue à celui que les maladies *intestinales* font depuis 1817, en détruisant les maris et les femmes? La guerre est coupable du méfait *avant* 1816 et la vaccine *après*. Est-ce clair?

2o M. Mordret ne comprend pas (*id. p.* 135.) que quand on établit une statistique comparée *à diverses époques*, les autres éléments de comparaison doivent être semblables. Assimiler la mortalité de Paris à celles des villages voisins, peuplés de nourrissons, de nourrices et de journaliers, c'est prouver que si on a lu Buffon, on ne l'a pas compris.

3o Enfin, voici le plus fort! M. Mordret ne comprend pas (*id. p.* 137) que la population de 0 à 15 ans est *nécessairement plus grande* que 30 fois le nombres des jeunes *hommes* de 20 à 21 ans et *plus petite* que 15 fois le nombre des naissances des deux sexes. Un enfant de 10 ans comprend cela sans effort!

Or, en 1851, il y a eu dans la Sarthe, 10,591 naissances et 4,662 conscrits (*officiel*). — Il faut noter que c'est par extraordinaire, qu'en 1851 le nombre des conscrits a été de 4,662 dans la Sarthe. La moyenne de 1839 à 1847 est 4,363. *Maximum* 4,516 et *minimum* 4,271.

La population de 0 à 15 ans est donc comprise entre 158,865 et 139,860 habitants.

Fixer son chiffre à 125,629 est faire preuve de la plus incroyable aberration de jugement! Ce chiffre est *impossible*, *absurde* et prouve seulement que le dénombrement *par âge*, a été fait dans ce département, sans aucune espèce d'attention ni d'intelligence.

Ce qui est certain, c'est que la population *mineure* de la Sarthe s'élevait, aux élections du 2 décembre 1852, à 200,868 habitants, à très-peu près (*Moniteur*).

Ce qui est certain, c'est que la population de 0 à 15 ans est, par toute l'Europe vaccinée, les 73/100 de *la mineure* (Legoyt). La population de 0 à 15 ans est donc de 146,634 habitants, *à très-peu près*, M. Mordret l'a diminué de 21,000!... *Errare humanum est!*

J'écrivais dans la *Gaz. des Hôp.* page 377,1853. Les calculs de M. Carnot sont incontestables et même incontestés par les hommes d'intelligence.

novembre 1848, allait enfin être souverainement jugée par l'Institut de France; j'en reçus la nouvelle avec joie.

Lorsque, six mois après, j'eus l'honneur de voir à Paris les deux juges que l'Académie m'avait donnés, j'avais publié mon *Essai de mortalité comparée*, et je m'aperçus que la lecture avait complétement changé les impressions *primitives* de M. Arago. Chargé de faire le rapport, M. Mathieu voulut bien me prévenir qu'il avait pris jour pour le lire à la séance du 5 novembre 1849. Je crus dès-lors mes tribulations finies.

Ce rapport ne fut pas lu !.... Je n'en discute pas les motifs et les respecte sans les approuver, ni vouloir les faire connaître. A partir de ce moment, par une loyale compensation peut-être, M. Mathieu se montra, dans l'Annuaire du bureau des longitudes, moins discret que dans le salon du palais Mazarin.

S'enhardissant même d'année en année, il finit, en 1853, par adopter, à très peu de chose près, mon assertion *étrange*, non brutalement, ni de manière à effrayer la population, mais sous une forme nouvelle qui, parfaitement intelligible pour les lecteurs *habituels*, restait, néanmoins, à peu près impénétrable aux autres. Qu'on en juge par la simple comparaison de la table III dans les annuaires de 1849 et 1853.

« Ici, M. Carnot rappelle les chiffres donnés plus haut constatant la mortalité entre 15 et 45 ans, d'après les Annuaires de 1849 et 1853, d'où il résulte une perte absolue de 444 individus entre 15 et 45 ans, d'après l'Annuaire de 1849, et une perte relative de 27 p 0/0 ; tandis que dans l'Annuaire de 1853, la perte absolue, entre les mêmes âges, est de 698 et la perte relative de 38 p. 0/0 ; puis il ajoute : »

Je n'ai pas lieu de me dédire évidemment, malgré les impuissants efforts de mes honorés confrères.

Or, dans un pays où les immigrations balancent les émigrations, où les naissances sont à l'état *stationnaire* depuis 70 ans, comme en France, il est évident qu'en temps de paix, la mortalité *normale* entre 15 et 45 ans est indiquée par la différence entre la population correspondante à ces deux âges.

La table III de l'Annuaire de 1849 se basait sur des documents, recueillis en 1746. Celle de 1853 se fonde, au contraire, sur les dénombrements divers faits de 1849 à 1851. Ainsi s'explique la différence essentielle qu'elles présentent, différence qui constate dans la période féconde de la vie humaine un *accroissement* de mortalité *relative* qui s'élève à 11/27 ou 41 p. 0/0, fraction bien peu différente de celle de 3/7 ou 43 p. 0/0, par laquelle j'ai été conduit par des recherches d'un tout autre ordre, et infiniment plus précises ! Sans aucun doute, M. Mathieu arrivera bientôt à ce même chiffre, lorqu'il se sera convaincu, par la lecture des documents officiels que le nombre des *majeurs mâles* forme présentement en France les 5/18 de la population totale, et non les 3/10, comme il l'avance !

Au 2 décembre 1852, le nombre total des électeurs *inscrits* ne s'élevait qu'à 9,843,076, ainsi que le constate le *Moniteur*. L'erreur commise par le savant astronome est donc évidente et suffit pour expliquer la faible différence qui se trouve d'ailleurs entre nos deux appréciations.

Je puis donc affirmer *maintenant* que si l'approbation *éclatante* de l'Académie des sciences manque encore à mes recherches, elles ont obtenu du moins l'assentiment *public* des juges qu'elle m'avait donnés ! Je puis affirmer en outre, que M. Ch. Dupin n'a plus élevé aucune contestation, depuis que la commission de 1849 a été nommée pour *décider* la question, ce qui permet assurément de croire à l'approbation tacite de ce savant géomètre.

J'ai donc le droit de dire hautement que parmi mes

contradicteurs, je ne compte plus aujourd'hui aucun homme doué de l'intelligence mathématique. Telle est la seule réponse que je puisse faire à MM. les docteurs Roche, Bricheteau, Barth, etc., elle suffit et ne saurait les offenser. Pour eux, comme pour moi, la maxime suivante est vraie : *ne sutor ultrà crepidam*.

Autun, 15 janvier 1854.

H. Carnot,
ancien officier d'artillerie.

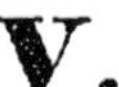

V.

OPINION DES POPULATIONS SUR LA VACCINE.

§ 1er.

Le 25 septembre 1849, en pleine Académie, l'un de ses plus doctes membres, dans un discours resté sans réponse (le silence fut commandé alors, l'athlète était un rude jouteur !) l'honorable M. Castel attribue l'explosion récente du choléra à l'infection humorale résultant du défaut de dépuration de l'économie, par la variole empêchée par la pratique de la vaccine ; puis il poursuit : « Ce qu'une pratique sur laquelle nous avions fondé les espérances les plus flatteuses (1) a laissé d'infection dans les liqueurs animales, a produit de dissolution dans les éléments de la vie se révèle manifestement ; *tant il y a de témérité à opposer une barrière à une maladie éruptive, tant il est difficile de suppléer la nature.* »

---

(1) M. Castel avait été membre et même rapporteur de la commission de vaccine.

L'opinion de M. Castel qui voit dans la variole une tache, si on peut s'exprimer ainsi, originelle, et dans sa manifestation une dépuration nécessaire à l'économie, opinion que nous avons vue être celle de M. Villermé, qui a été consacrée par les temps, professée ouvertement par Buchan et Dupuytren, et tous les médecins instruits, trouve surtout dans les masses l'écho le plus puissant; ses répugnances pour la vaccine sont instructives. Dès son origine, aujourd'hui encore, elles la repoussent passivement, ouvertement. Pour la propager, la vulgariser, il faut organiser des comités de vaccine, il faut payer le vaccinateur et le vacciné; dans les campagnes, il faut que le médecin se transporte à domicile. La persuasion souvent échoue; alors commence la menace : — Vos enfants ne fréquenteront pas l'école s'ils ne sont pas vaccinés! Elle ne suffit pas à Paris; un maire de la capitale fait afficher que « l'indigent qui refusera de faire vacciner ses enfants, sera privé de secours. » Malgré les exigences universitaires, les menaces de privation de secours, les rapports officiels, chaque année, signalent l'indifférence des populations qui, chez quelques-unes, va jusqu'à la repousser (1). La petite vérole fait toujours des victimes, le dernier Annuaire en compte 364 à Paris en 1851. Les commissions de vaccine passent du zèle à la colère, sans s'inquiéter de l'âge des variolés qui dénote un phénomème grave survenu dans la marche de cette maladie, elles demandent une loi qui impose par violence leur pratique favorite : « *Compelle intrare*, » s'écrie M. Aran

(1) On trouvera dans l'*Union médicale* du 5 juillet 1849, par M. Carnot, l'effet comparatif de la vaccine dans deux départements, la Côte-d'Or et l'Aveyron, tous les deux signalés officiellement le premier pour son zèle, l'autre pour son indifférence pour la vaccine.

dans l'*Union médicale*. (Juin 1853.) L'Académie approuve un rapport où il est dit que le peuple *n'étant pas éclairé suffisamment sur ses véritables intérêts*, ce qui n'est pas l'affaire d'*un moment* (1), il faut une loi pour contraindre les parents à faire vacciner leurs enfants. « Ce serait attenter, dit-on à la liberté individuelle! Singulier attentat que celui-là. *En attendant la lumière, qu'on ne craigne pas de faire violence.* » (Rapport, 1853, p. 8.)

Comment! plus d'un demi-siecle ne vous a pas suffi pour faire la lumière? Que répondrez-vous à ceux qui vous diront que, dans votre obscurité, au lieu de médicaments salutaires, votre main ne donne au peuple que des poisons?...

M. Ancelon qui voit et juge par ses propres yeux, pour qui l'expérience n'est pas un livre fermé, après avoir esquissé à grands traits les souffrances de la génération actuelle, nous l'avoir montrée marchant rapidement vers sa dégénérescence s'écrie : « On s'émeut d'une constitution vaccinale. » — « La vaccine est une erreur qui a fait son temps » dit à son tour M. le professeur Trousseau. « Les gouvernements, d'après M. le professeur Chrestien à Montpellier, seront peut être obligés de la repousser avec autant d'ardeur, qu'ils en ont mis à la propager. »

Je n'en finirais pas si je voulais énumérer d'un côté toutes les impatiences, toutes les audaces de langage et de l'autre les justes sentiments de répulsion instinctive. Car, étrange destinée de la question qui nous occupe, elle a le privilège de susciter des haines et des colères, comme un article fondamental de nos croyances. Il y a du fanatisme sous cette cendre à peine remuée et on comprend qu'il y a là une alternative de vie ou de mort.

---

(1) Ce moment à 56 ans de date. Les plus difficiles à éclairer sont ici ceux qui veulent éclairer les autres.

§ II. — Jetons un coup-d'œil sur l'opinion professée en Angleterre. Là nous sommes sur la terre natale du cowpox. Voyons comment cette mère patrie juge sa fille. L'année dernière il y fut question de rendre la vaccine obligatoire (1); c'était une réponse aux répugnances populaires et à l'opinion de savants adversaires. L'établissement vaccinal de Londres ne put contenir sa satisfaction. Il écrivit donc dans son rapport : « Le conseil se réjouit » en apprenant qu'un bill intitulé : *acte qui doit étendre* » *et rendre la vaccine obligatoire*, a été porté au sein du » Parlement. Les progrès de la vaccine sont plus rapides » dans les contrées étrangères, où des mesures munici- » pales ou des contraintes légales sont adoptées pour » propager sa diffusion. (Cela se conçoit). Il exprime la » conviction que si l'Angleterre veut-être *excempte* de la » petite vérole, une loi seule peut réaliser les espérances » et les prières des amis de l'humanité pour son extinc- » tion. » (*Report from the national establishement vaccine*, p. 2, 1853.)

L'annonce de cette loi future produisit un bon effet chez les vaccinateurs parisiens ; leurs journaux en firent promptement connaître l'esprit ; l'Académie de médecine l'appela de tous ses vœux, parce que, dit-elle ; « Les populations vivront *sans crainte* de la petite vérole. » (*Rap.*, 1853, *p.* 9.)

---

(1) Cette idée de rendre la vaccine obligatoire n'est pas neuve; elle fut émise en Angleterre dès 1805. Voici, à cette occasion comment s'exprime un partisan de la vaccine, Friedlander. « Ceux qui » tiennent avec chaleur à la liberté, s'opposaient à ce qu'une loi » pût forcer à adopter une opinion même salutaire. Mais quelqu'en » soit le résultat, on devra toujours regarder cette lutte comme » la plus belle que la pensée soit capable de concevoir, celle de » l'humanité avec le respect du droit individuel de l'homme en so- » ciété. » (*Dict. des sciences médicales.*)

Jenner (1), en 1798, fit les mêmes promesses. Beaucoup après lui les ont répétées. Mais dire à la reine et aux deux chambres à qui ce rapport s'adresse, que l'Angleterre sera *exempte* de la petite vérole par l'effet de la vaccine, le dire en 1853, après les travaux de G. Gregory et de tant d'autres, c'est sciemment tourner le dos à la vérité et cela à Paris comme à Londres.

Il n'est pas, on le sait de joie sans mélange. Voici, en effet de quoi en modérer les transports : ce sont des plaintes bien amères qui se renouvellent dans les mêmes termes et avec la même douleur : « Nous regrettons, ce » qui est bien lamentable, d'apprendre que dans notre » propre pays, *in our own country*, la propagation de la » vaccine se trouve encore essentiellement entravée par » des influences provenant d'une hostilité active *de la* » *population*, de l'ignorance et des préjugés *dans les* » *classes inférieures* et de préjugés chez beaucoup de » personnes qui ne peuvent pas se prévaloir de l'excuse » de l'ignorance, *and from prejudice in many who can-* » *not plead the excuse of ignorance.* » (*Report.*, etc., p. 1, 1853.)

Une loi, on le comprend, est devenue nécessaire à ces Jenneriens et pour qu'ils n'aient plus sujet de se lamenter, *to lament*, il faut contraindre les riches et les pauvres, les

---

(1) Jenner, par ses contemporains, fut considéré comme un médecin sans connaissances physiologiques, manquant d'éducation et comme un effronté charlatan. Lorsqu'on lui objectait l'origine de son virus et le danger de la suppression varioleuse chez les vaccinés, il répondait : « ça leur fera pousser des cornes. » (*Voir* la vaccine combattue dans le pays où elle a pris naissance, par Willam Rowley.) Les descendants de cet homme si richement doté tombent dans la misère, quelques zélés vaccinophiles ouvrent une souscription en leur faveur. Indifférence générale de toutes les classes même du public médical.

sots et les savants à porter le timbre vaccinal. Cependant faut-il l'avouer : cette loi désirée, depuis 1805, n'est encore qu'à l'état de projet.

§ 3. — Un vaccinateur zélé, M. Teissier de Lyon, dans la Gazette hebdomadaire, disait tout récemment : « Je ne crois pas qu'on puisse retenir aujourd'hui le torrent de l'opposition contre la vaccine. MM. Carnot, Ancelon, Bayard et Duché ne se sentent pas désarmés par le rapport de M. Roche, ils persistent. *Je crois que leurs adhérents sont nombreux.* » C'est surtout en Allemagne que paroles doivent avoir leur application.

Ici, pour ne pas marcher sans guide sur un terrain peu connu, j'ai fait appel aux lumières de mon honorable ami M. Ancelon. Son voisinage de l'Allemagne, sa connaissance de la langue germanique, ses relations avec les notabilités scientifiques de la Germanie, doivent donner au lecteur tous les gages d'une précieuse autorité. Voici ce qu'il m'écrit le 10 juillet 1854 ;

« Jamais les populations Allemandes, étonnées de ce que l'on se fiât aux assertions de quelques marcaires grossiers (Melker), ne se sont prêtées de bonne grâce au zèle intéressé des vaccinophiles ; jamais la police médidicale armée dans le pays de toutes les rigueurs d'une loi Draconienne, n'a pu leur faire comprendre que « l'inoculation du produit des sécrétions morbides du gros bétail fût pour elle sans danger, alors que cette même police leur défendait, sous peine des affections hideuses et mortelles, d'user de la chair des mêmes animaux contaminés. » Elles avaient instinctivement deviné, bien avant M. le docteur Brissot (1815), avant MM. Teuffer et Berlan, avant la publication des *satyriques*, ordonnances de revaccination dans l'armée Prussienne, que le *Kuhporcken* a ses *erreurs*, ses *faiblesses*, ses *excentricités*, et que loin de faire reculer de l'épaisseur d'un cheveu (*nur ein haar-*

breit zuruckdrangt), les épidémies varioliques, il en facilite de plus en plus le développement.

Ce sentiment et ces répugnances populaires partagés successivement par un nombre considérable de savants médecins des différents Etats de l'Allemagne, ont trouvé sur les bords du Rhin un digne interprète dans le docteur E. Schreiber, qui écrivit un éloquent plaidoyer contre la vaccine, dès l'année 1832. Au yeux de ce médecin, « les » *forfanteries vaccinales*, ont été acceptées trop légère» ment et sans examen. » Mais c'est surtout depuis 1849, depuis les mémorables travaux de M. Carnot, que l'opinion publique, dès longtemps émue, a pris un corps, à la suite des discussions soutenues par les docteurs Linguerlé de Wangen, Schàuffèle d'Œlningen, Zeller de Kochendorf, Studel de Kirchhausen, Martini de Glogau, Ritter de Rottembourg, Düu, Heimerdinger, Nittinger de Stuttgart, dans les assemblées médicales, officielles ou autres, dans les journaux politiques, dans les productions scientifiques de toutes espèces. Le détail de tous les écrits serait trop long ; voyez seulement le titre de quelques-uns : *La vaccine est un abus* (par Ritter, 1851). — L'*empoisonnement* avec cet épigraphe : Scientiam profanasti, populum occidisti, terram perdidisti. (Par Nittinger, 1852.) — *Cinquante ans d'empoisonnement du peuple Wurtembergeois* avec l'épigraphe : quod odi hoc facio. — Enfin, cet hiver dernier, la *Gazette universelle* d'Augsbourg, cet autre *Moniteur* de l'Allemagne, a publié une série d'articles dont la conclusion est que » on a beaucoup trop vacciné. »

« Les adversaires de la vaccine ont pour eux leur bonne foi, leur savoir, leur expérience ; derrière eux l'impatience de la Bavière Rhénane, de la Wesphalie, du Wurtemberg, et, si l'on en croit le vaccinateur, émérite fort peu suspect ici, le docteur Hæser de Greifswald, la colère trop fondée de la Souabe ; contre eux les seuls stipendiés, auxquels on a répondu, comme en France, dans un moment d'humeur, que la vaccine était pour eux une petite vache à lait. »

« Dans ce mouvement qui emporte les esprits en Allemagne, et qui trouve des adhérents jusque sur le fauteuil du directeur de l'Académie orientale de Vienne (*voir* Selinger, directeur de l'Académie orientale de Vienne. Souvenir à Priessnitz), il est à regretter, pour les amis de la vérité, que les vaccinophiles perdent leur calme et leur sang-froid dans la chaleur de la discussion où, à défaut de bonnes raisons, ils étayent leur absence de principes, de connaissances, et leurs contradictions à l'endroit de la vaccine et de la variole par des mots injurieux, par des données géographiques apocryphes contredites par les faits, et par des arguments jetés au rebut par les Welches, leurs partisans. La lumière ne saurait jaillir que du choc de calmes et sincères discussions, et la lumière, pour les médecins centraux de vaccine, c'est le Kuhpocken convaincu d'empoisonnement. »

« Toutefois, on rendra cette justice aux nombreux et modernes adversaires de la vaccine que, tout en se perdant quelque peu, suivant leur coutume, dans leurs nébuleuses et poétiques spéculations, ils ont creusé la matière avec une habilité et une persistance dignes d'éloge ; ils ont accablé leurs adversaires sous une avalanche d'arguments fournis par toutes les sciences, dites accessoires, et par toutes les données que l'économie sociale est susceptible de prêter à la médecine éclairée ; ils ont tiré un remarquable parti de leurs connaissances profondes en pathologie, en histoire nosologique et de leur expérience clinique pour faire connaître toutes les contagions, toutes les substitutions, toutes les transformations, toutes les généses morbides observées dans le cours et à la suite des vaccines *aiguës*, des vaccines *graves*, des vaccines *constitutionnelles* (lues vaccinatoria), pendant les 50 années d'empoisonnement qui viennent de s'écouler; ils ont surtout démontré comment le virus vaccin transporte la syphilis, la gale, les dartres, les scrofules, etc., etc. d'un enfant à un autre; comment ce même virus introduit dans l'économie, porte son action sur toutes les muqueuses, depuis les sinus frontaux jusqu'à l'anus, sur le système lymphatique et glandulaire; comment les éruptions cutanées de l'enfance, les abcès multiples dont l'origine est encore si peu connue, se sont multipliés en prenant un caractère de chronicité, de malignité remarquable; comment la fièvre typhoïde, « maladie nouvelle à forme muqueuse. » Surtout, a dû succéder à la variole dès que l'empoisonnement vaccinal (impfgift) arrivé juste à l'apogée de cette dernière, a joui sans autre examen, d'une faveur aveugle et inconsidérée; enfin, ils parlent rarement de l'homme foudroyé dans son intelligence sans accuser les vaccinophiles de cet irréparable malheur; et, le croirait-on? Ils attendent encore une réponse sérieuse. »

§ 4. — En terminant ce chapitre sur l'opinion qu'on professe ouvertement sur la vaccine, je ne saurais trop recommander la lecture d'un ouvrage qui a pour titre : *La vaccine combattue dans le pays où elle a pris naissance.* Ce livre a environ 50 ans de date, il est la traduction de trois mémoires Anglais de médecins éminents par leur science, leurs écrits et leur position.

Le premier : *de l'inéficacité et des dangers de la vaccine* du célèbre William Rowley, justifie parfaitement son titre. L'auteur cite 504 exemples de sujets vaccinés dont il donne le nom, l'âge, chez lesquels il montre ensuite la petite vérole, souvent mortelle, venant après la vaccine, ou des infirmités affreuses entraînant la perte des vaccinés.

Le vénérable et savant Rowley, homme grave et plein de modération, voit avec douleur que son travail doit le séparer de quelques amis qui lui sont chers ; il sollicite avec toute son autorité une discussion, sans préjugés et sans aigreur, sur « un procédé qui laisse tant de prises » aux doutes et qui demande *plus d'un demi-sicle* pour » assurer sa supériorité sur l'inoculation. » Il s'afflige en voyant que dans un délire admirateur, « on a poussé la » barbarie (je dois m'exprimer ainsi) au point de forcer » les indigents à faire subir à leurs enfants l'opération de » la vaccination (page 86) ; car, ajoute-t-il d'un ton pro- » phétique, la sagesse humaine ne va pas jusqu'à prévoir » toute l'étendue des maux que la vaccine vient d'intro- » duire (p. 149). »

Il invite hautement les jeunes médecins « *qui ont prôné la divine vaccination*, » à venir déclarer qu'ils sont plus que jamais sûrs de ses avantages, de son infaillibilité et de sa vertu préservatrice ; il les accuse d'intolérance, leur reproche leurs menaces contre les adversaires de la vaccine. « Je fus menacé, tant leur intolérance est grande ! » dit-il, quand la première édition de cet ouvrage parut, » de la perte de mon état et de ma réputation, si je ne » brûlais ou supprimais tous les exemplaires ; je reçus une » quantité de lettres anonymes remplies d'injures et de » menaces (p. 74). » Il lui fut impossible de trouver un journal où il put exprimer son opinion.

Ce déni de juste examen accompagné de tant d'intolérance se trouve partout. On voit dans une note du traducteur, qui nous a laissé ignorer son nom, une circonstance bien propre à vicier à jamais le jugement déplorable du comité de vaccine en France qui nous a dotés de cette découverte (1).

---

(1) C'est sous la pression de cet aphorisme d'un nouveau genre émis par les douzes sommités médicales de l'époque, composant ce comité que la vaccine dut triompher : — « En médecine, la multi-

— « Quand M. le docteur Vaume fit connaître au co-
» mité de vaccine de Paris des faits qui déposaient
» contre l'efficacité de la vaccine, le comité lui répondit
» qu'il respectait l'opinion que M. Vaume pouvait avoir
» sur la vaccine, mais que le comité ne croyait devoir
» rien changer à celle qu'il avait déjà émise. »

« Vous parlez d'opinion, leur objecta fort bien
» M. Vaume, quand je vous cite des faits alarmants et in-
» contestables. Vous formez une réunion non pour ap-
» prouver la vaccine ou la désapprouver, mais pour
» l'examiner. »

Willam Rowley, tout en reconnaissant avec plaisir que la nation Anglaise n'a jamais eu pour le cow-pox le même enthousiasme que la France, adjure sa patrie « de se mettre
» en garde contre l'enthousiasme qui sanctionne souvent
» les projets les plus insensés, les opinions les plus ab-
» surdes, les systèmes les plus faux. L'histoire nous en
» fournit de nombreux exemples et notre siècle un des plus
» frappants, celui du fameux Mesmer. Etant à Paris
» en 1776, je fus choisis, avec le docteur Franklin, pour
» donner sur lui notre opinion; nous démasquâmes ce
» jongleur. Eh bien! le public, au lieu de nous savoir gré
» du service qu'on lui rendait, aima mieux écouter ce
» charlatan. Il fallut beaucoup de temps pour le désa-
» buser. Hélas! le magnétisme n'était pas si dangereux
» ue la vaccine (1). » Page 152.

---

plicité des faits supplée au temps qui doit nous instruire. » Ajoutons, cependant, pour l'honneur de ce même comité, que, par un sentiment d'intuition bien naturel, il dit et répéta quelques pages plus loin : « Toutefois la vaccine ne saurait obtenir la préfé-
» rence sur l'inoculation, à moins qu'elle ne préserve d'une ma-
» nière *aussi sûre et aussi durable*. » Quelle est la voix médicale qui se lève aujourd'hui pour résoudre la question par une affirmative? — La vaccine est donc jugée par ses propres patrons!...

(1) Récemment, M. le secrétaire perpétuel de l'Académie de mé-

Le travail du docteur Moseley : *Discussion historique et critique sur la vaccine*, examine froidement les nombreux rapports chantant, sur tous les tons, les louanges de la vaccine qui servirent de fondement à l'introduction de cette pratique. Il traite de l'ancienneté de cette maladie, de sa nature, des constitutions qui favorisent son développement ; il montre, d'après la nature des choses, combien sont vains les efforts de ceux qui pensent l'extirper (1), puis, en face de la crédulité, de l'aveugle joie des vaccinateurs et des dangers où ils jettent la population, il s'écrie : — « Mon père pardonne leur, car ils ne savent ce qu'ils font. » (Saint Luc.)

Le dernier mémoire, par le docteur en pharmacie Squirrel, établit la supériorité de l'inoculation varioleuse sur la vaccine.

---

decine pressé par les objections, répondait : — « L'Académie ne peut pas se déjuger ! » Je l'ai dit ailleurs : Il en est de l'erreur comme de la belette; lorsqu'elle s'est introduite par quelque fissure dans un corps savant, elle s'y engraisse et s'y arrondit si parfaitement, qu'elle n'en peut plus sortir. *Errare humanum perseverare academicum !*

(1) Nos vaccinateurs émérites, ont toujours l'espoir d'*extirper* le germe varioleux. Ainsi, M. Andral professe que « les vaccinés sont atteints de la petite vérole dans la proportion d'un sur mille, et encore, ajoute-t-il, ces rares atteints ne le sont-ils que d'une manière bénigne. » Ces choses ne se réfutent plus. Le docteur Moseley accuse surtout le zèle peu éclairé et l'ardeur irréfléchie des jeunes médecins pour la diffusion de la pratique vaccinale. A notre tour, nous nous adressons aux jeunes médecins pour les adjurer de voir, d'examiner et de juger en dernier ressort l'œuvre de nos pères et ses effets.

DE L'ENTÉRITE VARIOLEUSE.

(VARIOLÆ SINE VARIOLIS)

Première partie.

PROPOSITIONS DE M. H. CARNOT.

Ce mémoire se divise en deux parties ; l'une de statistique, due à M. H. Carnot, et comprenant cinq propositions avec leur corollaire ; l'autre médicale contenant mes douze propositions destinées à servir de commentaire au travail du statisticien qui reste ainsi la base fondamentale de cet édifice. Ainsi que l'a dit M. le professeur Malgaigne, le 13 septembre 1853, à l'académie de médecine, avec toute l'autorité de sa position et de son talent : — « Il y » a là une question de chiffres ; mais c'est une question » considérable ! Les chiffres sont vrais ou faux : s'ils sont » faux, dites-le franchement, mais prouvez-le ; s'ils sont » vrais, il faut en rechercher la signification, mais il ne » faut pas dire qu'ils n'ont rien à faire dans la question. » Qu'on y prenne garde ! le public ne fléchirait pas devant » une décision dans laquelle on aurait négligé de tenir » compte d'un élément aussi important, et j'avoue que » j'ai été ébranlé par ces chiffres. »

Un seul phénomène suffit pour caractériser la révolution providentielle qui s'opère en France et en Europe, ce phénomène le voici, tel qu'il a été formulé et démontré par M. Carnot.

Le nombre des mariages a augmenté en proportion double du nombre des filles en âge d'être mariées.

Démonstration.

L'augmentation proportionnelle du nombre des *conscrits*, indique évidemment l'augmentation correspondante du nombre des filles en âge d'être mariées. Or, voici les chiffres annuels, moyens des mariages et des conscrits en France à deux époques séparées par un intervalle de quinze ans (1)

Années moyennes.	Périodes.	Mariages.	Conscrits.
1824	1817 à 1831 (15 ans)......	237,656	284,100
1839	1835 à 1842 (8 ans).......	275,256	305,420
	Augmentation	37,600	21,320
	Acroissement proportionnel...	16 p. 0/0	7 1/2 p. 0/0

Discussion.

Pour expliquer ce fait anormal, on peut supposer que le célibat a été en progression *décroissante*. Mais supposer n'est rien, prouver est tout, et il n'est pas bien difficile de démontrer que cette hypothèse n'est point fondée. Voici des chiffres qui ne permettent pas le doute sur ce point.

Dans le cours de l'octaétéride (1840-1847), on compte à Paris, d'après les *Annuaires* de 1842 à 1849, savoir :

	9853	fem. mortes entre	60 et 70 ans,	dont	1875	célibataires
	8214	id.	50 et 60	id.	1751	id.
Total.	18067	id.	50 et 70	id.	3626	id.

Entre 50 et 70 ans, les femmes ne sont plus recherchées en mariage. On voit donc que la proportion générale des célibataires *nubiles* est de 20 p. 0/0 et qu'elle a augmenté plutôt que diminué dans les dix années qui séparent les deux premières lignes de ce tableau sommaire. Ce fait ne peut évidemment être regardé comme particulier à la capitale de la France et montre qu'il faut chercher ail-

(1) Journal de l'Ecole Polytechinique, 26e cahier. — Patria, pag. 1170. — Annuaire du bureau des longitudes pour 1854.

leurs que dans l'hypothèse précitée, l'explication de la disproportion croissante entre les mariages et les conscrits.

Celà posé, dans un pays où la polygamie est interdite, la *seule* explicatiou possible d'un pareil phénomène est dans le nombre croisant des mariages de veufs et de veuves ; le calcul suivant précisera.

Mouvement annuel moyen des mariages en France.

	1817-1831.	1835-1842.
Nombre des filles à marier (15 à 25 ans).	284,100	305,420
Restent célibataires 20 p. 0/0..............	56,820	61,084
Se marient en 1res noces 80 p. 0/0.........	227,280	244,336
Le nombre total des mariages est.........	237,656	275,256
Différence, ou veuves remariées......... .	10,376	30.920

Donc, en quinze ans, le nombre des veuves remariées a *triplé* en France, tandis que le nombre des premiers mariages augmentait de 7 1/2 p. 0/0 seulement !

Or, quand le nombre des seconds mariages s'accroit, c'est la preuve la plus positive de la mortalité croissante de l'âge viril.

La mortalité de l'âge viril s'est donc accrue de 1824 *à* 1839 *d'une manière très-remarquable.*

Révoquer en doute cette conclusion, serait prouver seulement qu'on manque des connaissances mathématiques les plus élémentaires.

PREMIÈRE PROPOSITION.

De 1800 *à* 1845, *en moins d'un demi-siècle, la mortalité a doublé dans les rangs de la population de* 20 *à* 30 *ans.*

Démonstration.

Deparcieux, membre de l'Académie des sciences au XVIIIe siècle, travaillant d'après le résultant de deux tontines qui fonctionnaient depuis très-longtemps, établit, en 1746, la loi de mortalité en France (*Annuaires des longitudes*), à partir de l'âge de 3 ans.

Sur 814 jeunes gens de 20 ans, il compta une mortalité *annuelle* de 8 individus entre 20 et 30 ans, soit *un pour cent* environ.

Or, à cette époque, en France comme en Allemagne, le nombre des individus atteignant leur vingt-unième année était *moitié* environ du nombre *correspondant* des naissances.

Sur 1,000 nouveaux nés, Bauman, en Prusse, compte dans les vingt premières années....... 493 décès.

Sussmilch, en Allemagne....... 505 —

Duvillard, en France........... 498 —

Ce qui donne, pour résultat moyen, 499 décès avant l'âge de 20 ans, dans ces trois grandes régions de l'Europe.

814 jeunes gens de 20 ans répondaient donc alors à 1624 naissances à peu près, et, par suite, sur 1624 décès généraux, en 1746, on comptait 80 décès entre 20 et 30 ans; soit 49 pour 1,000.

Cette proposition, déduite de la table de Deparcieux, se retrouve sans variation en l'an X (1802). Sur 904,692 décès généraux en France, le *Moniteur* de l'an XII, p. 436, en enregistre 44,280 entre 20 et 30 ans; soit 49 pour 1,000 au plus.

Mais il n'en est pas de même à Paris, où la vaccine s'est introduite, à la fin de l'an VII, dans la plupart des familles aisées. En effet, sur 10,000 décès généraux dans cette ville, Buffon en comptait 525 entre 20 et 30 ans; déjà le recensement de l'an X nous montre ce chiffre accru d'un cinquième, 630; en 1816, il s'élève à 733 !...

Passons maintenant à l'époque actuelle.

En premier lieu, le *Moniteur* du 21 décembre 1848 indique, pour chiffre *officiel* de la mortalité annuelle des troupes à l'intérieur, *deux pour cent.* Les rapports à l'Assemblée nationale (1850) de même.

C'est le double du chiffre donné par Deparcieux. (XVIIIe siècle.)

En second lieu, les relevés de l'état civil de Paris (*Annuaires*), réunis pour la période décennal (1840-1849), indiquent 40,022 décès de 20 à 30 ans, sur 298,751 décès généraux classés par âge, c'est-à-dire une mortalité de 1340 sur 10,000 dans l'année moyenne 1845.

C'est plus que deux fois et demi le chiffre donné par Buffon au XVIII *siècle.* C'est le double de celui de 1809 (1802-1816)!

Enfin, en 1849, la mortalité entre 20 et 30 ans s'élève, à Paris, au chiffre foudroyant de 1,453 sur 10,000 (*Annuaire* de 1851), double de 1816!...

Cette première proposition est donc incontestable. La durée moyenne d'une génération (34 ans), a suffi pour opérer le doublement...

DEUXIÈME PROPOSITION.

En vingt-quatre ans, de 1818 *à* 1842 *la proportion des morts aux malades a doublé, pour la jeunesse française de* 20 *à* 30 *ans.*

Démonstration.

Jusqu'à l'année 1821, il n'y a pas eu, dans l'armée française, de militaires *vaccinés*, ou du moins leur nombre était si minime, qu'il ne peut avoir aucune influence sur la masse.

Cela posé, cherchons en premier lieu la proportion des morts aux malades pendant les cinq années écoulées de 1816 à 1821.

Les relevés mensuels de l'hôpital militaire du Val-de-Grâce nous font connaître les faits suivants :

Militaires traités, guéris et sortis par billet (1816-1824).	26,290
Militaires traités et morts à l'hôpital. —	913
Total des malades.	27,203

Donc : 1° *Dans l'année* MOYENNE 1818, *la proportion des morts aux malades militaires était, à Paris, de* 336 *sur* 10,000.

Choisissons maintenant la période comparative de 1838 à 1848; car, pendant les dix années correspondantes, soit à la naissance, soit à l'enfance des militaires de cette époque, la propagation vaccinale reçut la plus vigoureuse impulsion (1820 à 1830).

Or, les relevés trimestriels de l'hôpital militaire du Gros-Caillou nous font connaître les faits suivants ;

Soldats traités, guéris et sortis par billet (1838 à 1848).	49,301
Soldats traités et morts à l'hôpital. —	3,360
Total des malades	52,661

Donc : 2° *Dans l'année* MOYENNE 1842, *la proportion des morts aux malades militaires était, à Paris,* 680 *sur* 10,000.

680 est plus que double de 336; *la proposition présente n'est donc pas contestable.*

TROISIÈME PROPOSITION.

Les maladies du poumon n'ont pas eu de part sensible à l'accroissement continu de la mortalité de la jeunesse depuis l'année 1817.

Démonstration.

Sur un effectif de 25,000 soldats, 159 moururent, en 1838, à l'hôpital militaire du Gros-Caillou, par suite de l'une quelconque des maladies pulmonaires, soit 636 sur 100,000. (Statistique militaire du Gros-Caillou, Baron Michel, 1842.)

Au 1er mars 1817, la ville de Paris fut recensée, et contenait 53,601 jeunes hommes de 20 à 30 ans. Sur ce nombre de jeunes hommes, et dans cette même année, M. B. de Châteauneuf, sur les déclarations des médecins, constata 340 décès pulmonaires, soit 634 sur 100,000. (*Recherches statistiques*, 1821, *imprimerie royale*, *tableaux 4 et 34*.)

Cette troisième proposition est donc incontestable.

QUATRIÈME PROPOSITION.

Le doublement de la mortalité de la jeunesse depuis 1800, *reconnaît, pour causes immédiates principales, les affections gastro-intestinales.*

Démonstration.

Sur un effectif de 25,000 soldats, 491 moururent, en 1838, à l'hôpital du Gros-Caillou. L'année fut d'ailleurs, à Paris, au-dessous de la *moyenne mortuaire* (25,797 décès généraux.)

Ces 491 morts sont ainsi subdivisés par M. le baron Michel.

Maladies cutanées. . . .	34	
Maladies du poumon . . .	159	
Maladies de la circulation .	22	
Fièvres intermittentes. . .	1	
Fièvres cérébrales . . .	32	275 fièvres continues.
Fièvres entérites diverses .	153	
Fièvres typhoïdes . . .	90	

Donc, de l'année 1838, les fièvres continues graves, auxquelles, depuis les travaux de M. Louis, l'école médicale a appliqué le nom de *typhoïdes* comme étant, sans exception, caractérisées par les mêmes lésions *gastro-intestinales* (1) causaient *plus de la moitié* des décès militaires, 11 pour 1,000 de l'effectif.

---

(1) « La fièvre continue est simple ou grave ; simple, c'est l'éphé« mère des anciens ; grave, c'est la fièvre typhoïde. » (Louis (1847), Dubois d'Amiens (1844) Valleix (1844).

Ces fièvres détruisent donc, *à elles seules*, aujourd'hui plus de jeunes gens de 20 à 30 ans que toutes les maladies réunies n'en emportaient au XVIIIe siècle! (*Proposition première*.)

Cette quatrième proposition est donc incontestable !

CINQUIÈME PROPOSITION

Les fièvres continues aigües dites typhoïdes ont une terminaison beaucoup plus souvent fatale pour les vaccinés que pour les non vaccinés.

Démonstration.

Un praticien distingué, membre de plusieurs sociétés savantes, médecin des bureaux de bienfaisance, M. le docteur Perrin a eu l'idée heureuse, pour éclaircir quelques doutes, de faire à l'Hôtel-Dieu de Paris un relevé clinique des malades atteints de fièvre typhoïde et de les séparer en *vaccinés* et non *vaccinés*. (*Union médicale des* 10, 12 *et* 15 *Août* 1854.)

Sur 114 sujets il en a signalé 76 qui étaient vaccinés, et 38 qui ne l'étaient pas. Ce premier résultat est déjà fort remarquable. On admet, en effet, généralement qu'à Paris comme sur l'ensemble de la France, il y a 2 vaccinés pour 3 naissances; ici, nous trouvons 2 vaccinés pour 3 malades de fièvres typhoïdes ; on peut donc déduire de ce rapprochement cette première conclusion :

Les fièvres continues aigües sont aussi fréquentes parmi les non vaccinés que parmi les vaccinés.

Mais aux yeux de la *vraie* science, le danger seul différencie les maladies de même espèce ; le nom n'y fait rien, parce que le nom vient des hommes et que le danger vient de plus haut !

Or, MM. Louis et Chomel à l'Hôtel-Dieu de Paris, M. Forget à l'hôpital de Strasbourg, M. Delaharpe à celui de Lausanne, (*Gazette Hebdomadaire*, 16 *juin* 1854) ont évalué le danger de la fièvre typhoïde sur leurs malades pris en masse et sans aucune distinction de vaccinés ou de non vaccinés. Les deux premiers ont compté 1 mort sur 3 malades ; le second, 1 sur 4 1/3 ; le troisième, sur 4 1/2. La moyenne de ces trois résultats (1 sur 4) autorise à admettre, comme approximation suffisante *pour la France*, que *le quart* des malades succombe à la fièvre typhoïde, mais cette proportion doit être évidemment considérée comme un *minimum*, pour l'Hôtel-Dieu de Paris !

Cela posé remarquons que c'est précisement dans ce vaste hôpital que M. le docteur Perrin a relevé ses malades, que des 38 *non vaccinés* qu'il présente en détail, 3 seulement ont succombé, ou environ 1 sur 13 !.... un *treizième*, là où MM. Louis et Chomel ont tous les deux compté *un tiers* !.... Il y a dans ce seul fait, de toute évidence, un profond sujet d'études.

Or, le relevé clinique de M. le docteur Perrin présente toutes les garanties d'exactitude que la statistique réclame ; il a été fait dans les salles et avec l'aide de M. le docteur Piédagnet, il a été entrepris dans une intention *entièrement* opposée aux conclusions que nous venons d'en déduire, conclusion absolument inaperçues par l'auteur de ce travail ; il serait difficile, enfin, de trouver une statistique médicale plus innocente, plus digne de la confiance publique que celle-ci.

Sans aucun doute, les chiffres n'en sont pas assez nombreux pour asseoir un jugement définitif sur cette question, ni pour admettre comme rigoureusement exacte la faible proportion de mortalité qu'ils fournissent pour les non vaccinés atteints de fièvres typhoïdes. Toutefois, comparés à ceux de MM. Louis, Chomel, Forget et Delaharpe, ils suffisent et au-delà pour rendre parfaitement incontestable l'énoncé de notre cinquième proposition, surtout après les chiffres nombreux qui ont servi à démontrer la quatrième.

En résumé : Les fièvres continues aigües attaquent au même âge et indifféremment les vaccinés et les non vaccinés ; mais leur terminaison est beaucoup plus souvent fatale pour les premiers que pour les seconds (1).

C'est ce que nous voulions démontrer.

COROLLAIRE GÉNÉRAL.

Les maladies gastro-intestinales ont acquis une excessive gravité depuis l'usage de la vaccine.

Démonstration.

Puisque la proportion des morts aux malades a *doublé* en même temps que la proportion des morts avec l'effectif, cela prouve que la proportion des malades avec l'effectif n'a pas varié sensiblement en France. Les maladies ne sont donc pas en plus grand nombre, mais plus graves, or, l'augmentation de mortalité étant afférente

---

(1) Dans un mémoire de M. le docteur Barth, publié dans la *Gaz. des Hôp.* du 11 octobre 1853, on lit au dernier alinéa de la 2e colonne :

— » Au lieu d'affirmer que la variole constituait jadis une im« munité contre la fièvre typhoïde, ne vaudrait-il pas mieux dé» terminer rigoureusement par des faits authentiques, si la fièvre » typhoïde est aujourd'hui plus *bénigne* ou plus rare chez les sujets » atteints de la variole que parmi ceux que la vaccine a préservés » de toute éruption varioleuse.

La démonstration précédente doit satisfaire M. Barth ; car, elle répond à sa demande de la manière la plus précise et la plus positive. S'il a par devers lui des résultats qui infirment la statistique de M. Perrin, il est prié de les faire connaître ; il doit penser que son silence serait considéré comme un désaveu de l'opinion qu'il a soutenue naguère ! A. BAYARD.

aux seules maladies gastro-intestinales, il est évident que ce corollaire est incontestable.

Signé H. Carnot,
Ancien officier d'artillerie.

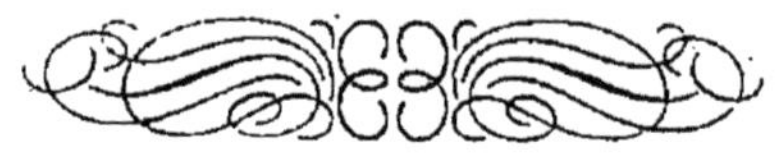

Deuxième Partie.

Le Comité central de vaccine, séant à Paris, et composé des douze sommités médicales de l'époque, s'exprimait en ces termes dans son rapport officiel, le 20 ventôse an XI (1803).

« Ainsi les individus vaccinés n'auraient que la petite « vérole *sans boutons*. Or, c'est ce précieux avantage « que l'on cherche depuis cent ans et plus. C'est ce mo- « yen d'annuler, d'adoucir le virus variolique que le « grand Boërhâave avait pressenti, et que l'on aurait « ainsi trouvé dans la vaccine. » (pag. 239).

L'attente du Comité n'a pas été entièrement trompée, et Jenner a résolu le problème posé par Boërhâave ! A quel prix ? M. H. Carnot s'est chargé de l'apprendre à la France, « dans des pages puissantes comme la science « positive, et rationnelles comme la vérité, dit un écri- « vain célèbre, parce qu'elles sont appuyées sur des « chiffres d'une éloquence foudroyante. » (Francis Lacombe, 4 décembre 1849.)

Ses recherches patientes et scrupuleuses prouvent, ainsi qu'on vient de le voir que les maladies gastro-intestinales ont acquis une excessive gravité dans l'âge viril.

Cette remarque n'est pas neuve. « Le temps de Broussais ne venait pas avec lui, dit M. le docteur Le Pileur, mais Broussais venait avec son temps, il reformait la médecine, obstinée à suivre son ancienne voie à prescrire des traitements *utiles quinze à vingt ans plus tôt*, DEVENUS ALORS MEURTRIERS (Patria, 1412, 1847).

J'ai demandé le secret de cette transformation à l'un des oracles reconnus de la médecine classique, au successeur et au commentateur de Boërhâave, à Stoll !

Voici sa réponse (aphorismes) :

« L'agent varioleux produit l'inflammation de l'esto- « mac ainsi que celle des intestins, (290, 501). Il se « combine très facilement avec les causes morbides inter- « currentes, principalement avec les maladies *populaires*, « et cette union *seule* le rend dangereux (524). La fièvre « qui se manifeste six à sept jours après *l'absorption* du « virus, constitue *seule* la variole, à tel point qu'elle en « garantit pour l'avenir, soit qu'il y ait, *soit qu'il n'y ait* « *pas d'éruption*, (519, 522, 523). Elle est très-difficile à « distinguer de toute autre fièvre aigüe. (521). Cepen- « dant elle donne à l'haleine une odeur toute particu- « lière, *sui generis* (520). La distinction est importante « à faire toutefois pour le traitement à suivre (525). « Plus la peau est souple, plus le sujet est jeune, plus « l'éruption sort aisément, moins la variole offre de « danger (515). »

« La variole est tantôt régulière, tantôt irrégulière, « bénigne, maligne, funeste comme la peste, et d'un « caractère absolument *prothéiforme* (513). La *dyssen-* « *terie* est variée et étonnante sous toutes ses formes, « (320). La fièvre *bilieuse* est aussi tantôt simple, pure, « sans mélange, tantôt compliquée avec une autre ma- « ladie quelconque (358). Cette fièvre est d'un caractère « vraiment parasite et pothéiforme ; c'est pourquoi elle « s'associe à d'autres maladies, les détourne de leur na- « ture et de leur caractère ordinaire et *les soumet à son* « *empire*. Sa complication avec *la variole* doit surtout

« être remarquée (349.) Quelquefois elle se dissipe spon» tanément par les vomissements, la diarrhée, le choléra. » (341.) »

J'ai interrogé, à l'égard de la petite vérole *sans boutons le traité de l'inoculation*, par Dezoteux et Valentin, approuvé, le 29 floréal an VII, par l'Académie de médecine de Paris, et j'y ai remarqué ce passage essentiel (*p.* 294 *et suivantes*) :

« Quelquefois les malades ont la fièvre et les symptômes » varioleux ; mais à la fin de cette période, *il ne se fait » point d'éruption*. Cependant la maladie doit être jugée » comme *une véritable variole*. Cela est si vrai, que si on » inocule plusieurs fois et avec du pus frais le sujet qui » s'est trouvé dans cette circonstance, on ne peut réussir » à lui communiquer une maladie pour laquelle il n'a plus » d'aptitude. »

« Sydenham, Mead, Loob, Van-Swieten, ont prononcé » formellement sur cet objet. Boyer soutint, en 1717, une » thèse où il est dit (p. 19) : *his morbus atque pustularum » eruptione non rarò desinit*. En 1730, la communauté » des dames de Saint-Cyr fut affligée d'une épidémie va» rioleuse ; et, sur 250 qui furent atteintes, il y en eut » plusieurs sur lesquelles *aucune eruption* ne vint accom» pagner les symptômes les plus caractéristiques de cette » maladie. Beaucoup de praticiens ont fait les mêmes ob» servations. »

« La pratique de l'inoculation nous a fourni quelques » exemples analogues *chez des adultes ou chez des jeunes » gens* qui, après trois jours de fièvre, ont eu une trans» piration abondante, d'une odeur vireuse, *specificus oris » foétor*. »

Enfin, dans le rapport du Comité central de vaccine, déjà cité, on lit (p. 237) : « Une observation *plus frap» pante* semble ne plus *laisser de doute* sur cet objet. » Trois enfants *vaccinés depuis dix mois*, avaient cohabité

» avec trois autres qui avaient la petite vérole et couché » dans le même lit : *tous les trois prirent la fièvre*, le plus » jeune avec vomissement et sueurs abondantes. *Sur au-* » *cun, il ne parut le plus léger bouton.* »

Voilà évidemment trois varioles *internes* gagnées par la contagion de trois varioles *externes* après dix mois de vaccination ! Ce fait est, à lui seul, une démonstration convaincante.

Broussais a dit : « C'est par une gastro-entérite aiguë, » premier effet de l'agent contagieux, que *débute* la va- » riole. » (p. 142.)

Boisseau a écrit dans sa pyrétologie : « La fièvre qui » *précède* la variole est toujours due à la gastro-entérite.» (p. 609.) Ce n'est là, comme on le voit, qu'une traduction libre des aphorismes de Stoll, professés par Corvisart au collége de France, en 1797. M. le docteur Lesage, ardent antagoniste de Broussais, affirme qu'il n'en est pas *toujours* ainsi chez les enfants, mais passe à peu près condamnation pour les *adultes*. Je me crois donc en droit, sans être accusé d'être un novateur systématique et irréfléchi, de regarder cette proposision comme acquise à la science médicale, surtout en lui donnant cette forme moins absolue :

Le premier effet de l'agent varioleux est, EN GÉNÉRAL, *de produire*, PARTICULIÈREMENT CHEZ LES ADULTES, *une inflammation gastro-intestinale*, SUI GENERIS.

Les médecins militaires ont beaucoup d'occasions d'étudier les maladies de la jeunesse. Voici comment s'exprime à ce sujet M. le docteur Bégin. (Physiologie pathologique, p. 245.)

« Dans certains cas, l'inflammation *des organes digestifs* » est tellement violente, que l'éruption ne s'opère que » difficilement, ou que, même, *elle est entièrement empê-* » *chée*. Alors la fièvre persiste, et *la gastro-entérite con-* » *tinue* ses progrès. »

Je termine par cette citation remarquable et, me fondant sur l'autorité des maîtres, sans l'assouplir, sans me permettre aucune hypothèse, je soumets au jugement impartial des médecins, les douze propositions suivantes, en leur disant avec Horace :

.... Si quid novisti rectiùs istis
Candidus imperti; si non, his utere mecum.

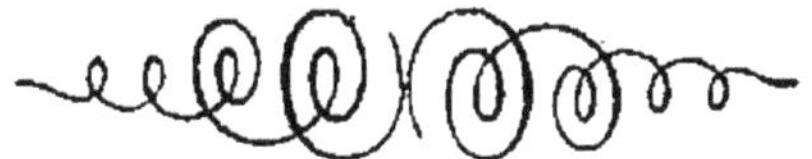

Febris specifica, sola efficiens morbum *variolosum*, febribus aliis, maximè popularibus, jungitur et, *hoc consortio* sœpé solo periculum intentat.

(STOLL, Aphorismes, 522 et 524.)

PREMIÈRE PROPOSITION.

La variole isolée est bénigne.

DÉVELOPPEMENTS. — S'il est un axiôme en médecine, c'est assurément celui-ci : *L'inoculation de la variole donne la variole.* Or, il est bien reconnu que l'inoculation d'un sujet parfaitement sain, pratiquée par un médecin habile, loin de toute épidémie intercurrente, n'est accompagnée d'aucun danger. Cette proposition n'est donc pas contestable.

DEUXIÈME PROPOSITION.

La variole maligne résulte de la combinaison de l'élément variole avec un autre élément morbide, particulièrement avec le typhus.

DÉVELOPPEMENTS. — Cette proposition est la réciproque de la première. « La petite vérole, dit Stoll, s'unit très-facilement aux autres fièvres, aux *populaires* surtout. » (Aphorismes, 524). Or, le typhus est, comme le dit Ozanam, et comme tout le monde le sait, la plus commune et la plus dangereuse des endémies populaires. Cette proposition n'est donc pas contestable.

TROISIÈME PROPOSITION.

Cette combinaison a lieu à une époque *indéterminée* de la maladie. Le danger est d'autant plus grand qu'elle est plus ancienne. De là, les varioles bénignes, discrètes, semi-confluentes, confluentes, malignes, etc. De là, vient que la variole la plus discrète à son origine, devient confluente et mortelle au moment où le médecin s'y attend le moins.

QUATRIÈME PROPOSITION.

Le premier effet de l'agent varioleux est, en général, de produire, *particulièrement chez les adultes*, une inflammation gastro-intestinale, *sui generis*.

CINQUIÈME PROPOSITION.

Cette gastro-entérite *varioleuse* est caractérisée, sept à huit jours après l'absorption du virus, par une fièvre aiguë qui, *avec* ou *sans* éruption, constitue *seule*, la variole, et en garantit pour l'avenir.

SIXIÈME PROPOSITION.

Cette fièvre, *lorsqu'elle n'est pas accompagnée d'une éruption apparente*, ne se distingue que par des nuances très-délicates, particulièrement par une *odeur spécifique*, d'autres gastro-entérites aiguës, avec lesquelles il est facile et dangereux de la confondre. Le traitement, utile dans plusieurs de ces inflammations, peut être *meurtrier* dans la première.

SEPTIÈME PROPOSITION.

Plus la variole se déclare dans un âge avancé, plus aussi elle offre de dangers, soit qu'elle présente ou non une éruption cutanée.

HUITIÈME PROPOSITION.

La vaccine empêche généralement l'explosion de la variole dans l'enfance, mais elle ne détruit que pour un temps très-limité la faculté qu'ont les tissus d'absorber le germe inconnu de ce contage, qui se développe ensuite dans l'âge adulte, même après une seconde vaccination, l'expérience le prouve.

DÉVELOPPEMENTS. — « Depuis 1825, la variole est de» venue mortelle chez quelques vaccinés. A l'hôpital de » la Pitié, en 1825, sur 162 vaccinés atteints par l'épidé» mie, 25 succombèrent. » (Docteur Serres. 3e mémoire, § 17.)

Le rapport 25/162 est celui de la mortalité habituelle de la petite vérole chez les non-vaccinés. Il n'y a donc pas modification.

NEUVIÈME PROPOSITION.

La marche naturelle de la variole a été renversée par la vaccine. L'exception est devenue règle, et la règle exception. Ainsi :

1° La variole *naturelle* attaque les enfants, et rarement les adultes. — C'est le contraire pour les vaccinés ;

2° La variole *naturelle* est plus souvent externe qu'interne. — C'est le contraire pour les vaccinés.

DÉVELOPPEMENTS. — 1° Voici qu'elle était au XVIIIe siècle, la répartition par âges des morts de la petite vérole : (Duvillard, p. 126.)

Décès...	de 0 à 10 ans.......	908
	Au-dessus...	92
	Sur un total de...	1,000 décès.

Voici cette répartition en 1852 : (*Annuaire de* 1854, p. 180.)

Décès...	de 0 à 10 ans.......	380
	Au-dessus........	620
	Sur un total de....	1,000 décès.

Ces chiffres rendent tout commentaire inutile.

2° Les fièvres continues graves qui, comme le savent tous les praticiens, sont des maladies de l'âge adulte, comptent aujourd'hui pour 21 0/0 dans les décès de Paris où elles ne figuraient que pour 10 p. 0/0 au plus en 1811. (*Revue médicale*, 15 *fév.* 1854, *p.* 149.)

Cette proposition n'est donc pas contestable.

DIXIÈME PROPOSITION.

La variole *interne des vaccinés* présente d'ailleurs la même série de degrés divers que *la variole externe naturelle et pour les mêmes causes* (prop. 3). Elle peut être bénigne, discrète, semi-confluente, confluente, maligne, ichoreuse, etc., et a reçu les noms de gastro-entérite, d'entérite aiguë, d'entérite-folliculeuse, de dothienenterie, d'entérite typhoïde, de choléra morbus épidémique, etc., selon ses symptômes et d'après les systèmes éphémères de l'école médicale.

ONZIÈME PROPOSITION.

La variole maligne, la dothienenterie, le typhus

contagieux, le choléra *épidémique*, ne sont très-probablement que les aspects divers sous lesquels se présente la fièvre spécifique de la variole lorsqu'elle se marie, *connubium init*, comme dit Stoll, avec les diverses maladies endémiques, plus ou moins graves, qui ont leur siège dans les voie digestives, et attaquent plus particulièrement l'âge viril. Telles sont les fièvres continues, le typhus et le choléra! Ces *complications* meurtrières ne sont point nouvelles ; mais elle se sont prodigieusement multipliées depuis que la vaccine a retardé d'une vingtaine d'années l'âge *moyen* de la petite vérole et a transformé en maladie de la jeunesse cette affection, jusqu'alors particulière au premier âge.

DOUZIÈME PROPOSITION.

L'inoculation du virus varioleux préserve le sujet inoculé des complications souvent mortelles qui résultent de la combinaison de la variole avec les maladies intercurrentes.

Tel est le commentaire de cette phrase qui, en 1848, à son apparition souleva l'incrédulité des académies, et dont tout le monde a pu reconnaître depuis la rigoureuse exactitude : « La mort sous des noms inconnus au XVIIIe » siècle, prélève aujourd'hui sur la jeunesse le tribut que » la petite vérole imposait autrefois à l'enfance. » (Hector Carnot, *essai de mortalité comparée*.)

La statistique a rempli son devoir jusqu'au bout. C'est maintenant à la médecine à ne pas négliger le sien. *Salus populi suprema lex.*

CONCLUSIONS PRATIQUES.

I.

Recherches de la cause des insuccès dans les revaccinations.

> Beaucoup de personnes ont eu réellement la petite vérole sans s'en douter.
>
> (DEZOTEUX et VALENTIN, *traité* de l'inoculation.)

On a généralement attribué à la dégénérescense du *virus vaccin* les succès obtenus dans les revaccinations pratiquées en Allemagne, et comme il a été remarqué que la proportion des insuccès diminuait d'année en année, on en a conclu un peu légèrement que cette dégénérescence prétendue augmentait aussi d'année en année, à mesure qu'on s'éloignait du vaccin primitif.

Avant d'admettre que le virus vaccin ait dégénéré par ses transmissions successives, ce qui serait absolument possible, il faudrait au moins le prouver *rigoureusement*. C'est ce qui n'a pas été fait par le docteur Brisset, ni par ceux qui l'ont suivi dans la même voie.

Je démontre ici que la dégénérescence du virus vaccin est une supposition gratuite, entièrement inutile pour expliquer la diminution des insuccès dans les revaccinations pratiquées à l'âge de 20 ans. J'ajoute qu'il n'est pas rationnel d'admettre, ainsi que sont réduits à le faire les partisans de cette hypothèse, que de deux enfants du même âge, placés dans les mêmes conditions, vaccinés avec le même virus, le même jour et par la même main, l'un acquiert une immunité de dix ans, et l'autre une de cinquante ! Cela révolte le sens commun.

Cette doctrine invraisemblable, n'a jamais eu l'approbation de l'Académie, et le fait bien réel qu'elle avait mission d'expliquer est resté, par suite, incompréhensible. C'est dans l'intention de combler cette lacune de la théorie que j'expose le travail suivant, fondé sur des faits authentiques, et sur des aphorismes passés, depuis un siècle à l'état de vérités admises.

Jurin, qui a longuement écrit sur l'inoculation, démontre par des faits nombreux que cette opération réussit presque toujours chez les enfants à la mamelle, mais échoue très-fréquemment et d'autant plus que l'âge des sujets est plus avancé. Dezoteux et Valentin ont fait la même remarque, et ce dernier l'a étendue aux vaccinés en donnant de la cause des insuccès une explication citée avec éloge par Husson dans ses *Recherches sur la vaccine* et qui se résume dans notre épigraphe.

Lorsque, dit Stoll, aphorisme 521, la fièvre varioleuse n'est pas éruptive, elle est très-difficile à distinguer de toute autre fièvre aiguë. Cette maladie est par suite généralement méconnue. S'il en fallait une preuve nouvelle, on la trouverait dans une déclaration publiée récemment par M. Forget, et dans laquelle il affirme n'avoir jamais rencontré cette maladie dans le cours de sa carrière médicale. Malgré l'estime que mérite l'honorable professeur, sa négation ne peut détruire les affirmations réitérées des Sydenham et des Boerhâave, et ne doit évidemment être considérée que comme une démonstration palpable du 521ᵉ aphorisme de Stoll.

C'est à ces fièvres méconnues que Valentin attribue les insuccès des inoculations et des vaccinations; il explique dès-lors facilement, sans intervention d'aucune hypothèse gratuite, pourquoi les insuccès augmentent en nombre avec l'âge des individus. Cette explication a l'avantage de rendre compte avec une égale facilité de ceux qui se présentent de nos jours dans la pratique des revaccinations.

Le rapport sur les vaccinations de 1838 démontre par des faits nombreux que sur dix individus âgés en moyenne d'environ trente ans, neuf des revaccinations échouent, tandis qu'on sait officiellement que la moitié des recrues de vingt ans sont revaccinées avec succès en Allemagne, ce qui prouve clairement que les revaccinations sont, comme les vaccinations, comme les inoculations, plus rarement suivies de succès dans un âge avancé que dans la première jeunesse.

Cela posé, il est manifeste que, si les insuccès dans les revaccinations étaient dus, ainsi qu'on l'a professé, à ce que par un caprice de la nature, l'immunité vaccinale dure plus longtemps chez certains sujets que chez d'autres, toutes choses égales d'ailleurs, il est manifeste, disons-nous, que les insuccès seraient d'autant plus rares que l'âge des sujets serait plus élevé, tandis que c'est précisément le contraire qui a lieu.

Or, aux yeux de la raison, aux yeux de la science, la nature n'a point de caprices, et une hypothèse ne prévaut pas contre un fait.

Donc l'explication donnée par M. Trousseau dans ses leçons cliniques de 1853 n'est pas satisfaisante, et dès lors on se trouve ramené à celle de Valentin, qui peut se formuler ainsi :

EXPLICATION. — Soit qu'ils aient été vaccinés en bas âge, soit qu'ils ne l'aient pas été, tous les sujets de vingt ans non vaccinables ont eu précédemment une fièvre varioleuse avec ou sans éruption cutanée.

Dès lors plus leur âge est avancé, plus ils ont de chances d'avoir été atteints antérieurement par ces fièvres auxquelles est condamné le genre humain, plus aussi par conséquent doivent devenir communs les insuccès dans les revaccinations.

Cette explication précise ne laisse plus à désirer qu'une réponse du même genre à la question suivante :

Question. — Il est prouvé que depuis une trentaine d'années les insuccès sont de moins en moins nombreux parmi les *recrues*. Pourquoi ?

Réponse. — Il est également prouvé que depuis la fatale épidémie de 1825, qui fit périr 2,194 variolés à Paris, le zèle pour la vaccine y a plutôt diminué qu'augmenté ; les rapports officiels en font foi. Cependant il est notoire que les décès par variole entre 0 et 10 ans ont diminué de plus en plus dans cette ville (1). Ces décès sont évidemment fournis par des individus non vaccinés. Donc, en rétrécissant le foyer contagieux dans l'enfance, la vaccine a retardé l'âge moyen de la variole pour la population tout entière vaccinée ou non. Dès lors le nombre des recrues aptes à contracter cette maladie, ou vaccinables, en d'autres termes, est devenu plus grand et les insuccès moins nombreux : ce qu'il fallait démontrer.

La variole naturelle débute fréquemment par des convulsions très-alarmantes, qui ne cessent que par l'éruption des pustules ou la mort des enfants. Or, il est certain qu'avant l'inoculation, les décès convulsifs comptaient pour un cinquième dans les décès généraux de Londres, de Paris, de Berlin, etc., et que vingt ans environ après que cette pratique se fût propagée dans la capitale de l'Angleterre, ils y figuraient pour 28 pour 100, ayant augmenté de 40 pour 100, en définitive, sous l'évidente influence de l'inoculation (2).

La vaccine a produit un effet absolument contraire, et

(1) *Annuaire du Bureau des longitudes* de 1828 à 1854.

(2) *Archives statistiques*, 1804, t. II, p. 91 et suivantes.

les décès convulsifs ne figurent à Paris, de 1839 à 1849, que pour un vingtième dans les décès généraux à domicile (1).

Ce rapprochement est significatif. L'inoculation, en étandant le foyer contagieux dans l'enfance, avança l'âge moyen de la variole pour la population tout entière. Aussi, bien que les inoculés n'y succombassent que dans une proportion excessivement minime, les décès par suite de variole et de convulsions augmentèrent remarquablement; tandis que les maladies des voies digestives, devenues infiniment moins meurtrières dans l'adolescence et la jeunesse, compensèrent l'excessive mortalité du premier âge.

Voici les chiffres (2) :

Sur 100 décès généraux à Londres, on y compte, savoir :

1° De 1675 à 1705, moyenne de 30 ans,	7 varioles, 20 convulsions, 10 coliques.
	37
2° De 1725 à 1750, moyenne de 25 ans,	8 varioles, 28 convulsions, 1 colique.
	37

Il est à remarquer que l'auteur anglais a compris sous le nom de *colique* toutes les maladies gastro-intestinales et réservé le mot *fièvres* pour les maladies du poumon, ainsi que le prouve le tableau dans lequel le mémoire cité, met en parallèle, à la page 94, la mortalité de Londres *inoculé*

(1) Mémoires de M. Trébuchet. *Annales d'hygiène*. Paris médical (*Moniteur*).

(2) *Archives statistiques*, t. II, p. 91, et note p. 92.

avec celle de Berlin à l'état *naturel* dans les années antérieures à 1758.

En effet, sur 100 décès généraux, il compte :

	A Berlin.	A Londres.
Varioles, rougeoles et convulsions.....	28	36
Fièvres rhumatiques	16	15
Fièvres ardentes	7	
Dyssenteries.	2	
Phthisie étique	15	17
Total commun. . . .	68	68

La compensation est bien évidemment établie, dans ce relevé, entre les varioles et convulsions d'une part et les dyssenteries et fièvres *ardentes* de l'autre ; ce qu'il fallait prouver.

Une compensation de même espèce, mais absolument opposée, a été produite, comme on le sait, en France depuis que la vaccine s'y est propagée. Le typhus et le choléra compensent par leur mortalité dans l'âge viril la diminution des varioles et des convulsions dans le premier âge. Or la raison éclairée par la science nous dit que les maladies qui se compensent naturellement ont au moins un de leurs éléments identiques. Donc il y a dans la petite vérole, dans les convulsions et dans les maladies aiguës des voies digestives un élément morbide identique qui ne peut être que l'élément varioleux, dont la complication avec la fièvre bilieuse et les maladies populaires surtout s'opère très-facilement, ainsi que le dit Stoll. (Aphor. 349 et 524.)

Conclusion. — L'explication des insuccès dans la pratique des revaccinations donnée par Valentin à l'aurore de la vaccine est rationnelle comme la vérité même, ainsi qu'on vient de le démontrer sans l'intervention d'aucune hypothèse, et d'après le texte même des ouvrages classiques les plus estimés.

Quelques personnes persisteront, peut-être, à regarder

la petite vérole *sans boutons* comme une rêverie. Puisse le fait suivant emprunté au Jenner français les ramener à l'opinion de Stoll et à celle du comité central de vaccine.

La pratique de M. Bousquet lui a fourni l'exemple suivant de l'insuccès de la vaccine après une fièvre varioleuse *sans éruption*, complètement méconnue cependant avant cette épreuve décisive.

« Assez souvent, dit le grand vaccinateur, on prescrit » des bains pour amollier la peau et la disposer à l'ab- » sorption. J'ai plus fait sur un jeune Corse, je l'ai saigné » et je l'ai mis à une diète sévère dans la vue d'affamer » les vaisseaux absorbants. Soins inutiles ! Je n'ai pas été » plus heureux que mes confrères insulaires.

» A la vérité ce jeune homme racontait que pendant la » variole de sa sœur, il avait eu tous les symptômes de la » même maladie, *hormis l'éruption*, et les médecins du » pays, d'accord en cela avec Sydenham, Boërhâave, » Van-Swieten, etc., l'avaient assuré qu'il pouvait se » croire à l'abri du fléau, contre lequel il était venu cher- » cher près de nous une nouvelle garantie. » (*Traité de la vaccine*, 1853, p. 50.)

II.

De l'inoculation des adultes.

L'inoculation fut un progrès « qui éleva la médecine » moderne, dit M. Serres, à une hauteur que n'atteignit » jamais la médecine des Grecs et des Romains. » Tronchin, qui inocula en 1756 le duc de Chartres et Mlle d'Orléans, disait à qui voulait l'entendre que, s'il avait perdu un seul malade de l'inoculation, il n'aurait inoculé de sa vie! Sutton, le plus fameux des inoculateurs anglais, inocula le même jour 470 personnes rassemblées à Malden, comté d'Essex. « Il y avait, dit le docteur » Power dans son *précis historique*, des enfants au-des- » sous de deux mois, des vieillards au-dessus de soixante- » dix ans, des nourrices avec leurs nourrissons, des mères » avec leurs enfants. Ceux qui étaient venus pour mois- » sonner ne perdirent pas un jour de travail : tous, sans » aucune exception, furent parfaitement guéris. » N'est-ce pas là une maladie bénigne, aussi bénigne que la vaccine, plus bénigne même que la rougeole? En Afrique, où les mères inoculent elles-mêmes leurs enfants, la petite vérole est regardée comme *rien*, et ne fait point de ravages. Charles X et Louis-Philippe, nos derniers rois inoculés, ont atteint tous les deux un âge avancé. Sur la fin du XVIIIe siècle, l'inoculation jouissait donc de la faveur la plus méritée.

Lorsqu'on inocule un sujet *parfaitement* sain de corps, la maladie est bénigne. Sur ce point, il n'y a parmi les médecins inoculateurs aucun désacord ; de là, ces paroles remarquables de Swieten : « La malignité de la maladie » vient du *mauvais état* du corps, et non de la nature ou » de l'abondance du levain. » Une seconde condition nécessaire, c'est que l'opération ait lieu loin des constitutions épidémiques, des maladies intercurrentes, dites vulgairement populaires; parce que d'après nos maîtres, souvent cités dans ce travail, la petite vérole *se marie facilement* avec elles, les *détourne* de leur caractère et par *cette union* acquiert une gravité qu'elle n'a jamais lorsqu'elle est seule, isolée.

On inocule comme on vaccine; voici les seules règles à donner.

Je terminerai en rendant hommage à un ministre éclairé. Le maréchal Vaillant, membre de l'Institut, vient de décider que les jeunes candidats aux écoles militaires, produiront un certificat de médecin, attestant qu'ils ont été vaccinés ou *inoculés*.

Désormais, médecins et parents, sans aucune crainte de blâme, ni de censure, peuvent donc choisir entre ces deux modes de préservation varioleuse. C'est un grand pas dans ce grave procès, que cette liberté laissée aux familles !

Mais à côté des enfants non vaccinés et de ceux à naître, se trouvent les générations qui ont vu le jour sous le règne de la vaccine; je veux surtout parler des jeunes gens et des adultes. Chez eux, la peau devenue rebelle par la double action de l'âge et du vaccin, se prête plus difficilement aux maladies éruptives. Ce même âge, au contraire, appelle les maladies des voies digestives, telles que la fièvre bilieuse, le typhus, la dyssenterie, le choléra, etc., etc. De là, par conséquent, ces complications avec le virus varioleux masqué, mais non détruit, leur donnant un mauvais caractère, les aggravant et les rendant plus meurtrières. Les isoler, leur enlever un de leurs éléments constitutifs, tels doivent être les efforts du praticien éclairé pour empêcher cette combinaison; il aura donc recours à l'inoculation, il imitera la nature qui donne souvent à l'enfant une variole isolée, plus tard une entérite discrète à l'adulte.

FIN.

www.ingramcontent.com/pod-product-compliance
Ingram Content Group UK Ltd.
Pitfield, Milton Keynes, MK11 3LW, UK
UKHW012050240726
13965UKWH00003B/1175

9 782012 860155